JACQUES RAPHAEL LÉPINE

DE
LA LOCALISATION
DANS
LES MALADIES CÉRÉBRALES

Elibron Classics
www.elibron.com

Elibron Classics series.

© 2006 Adamant Media Corporation.

ISBN 0-543-97055-8 (paperback)
ISBN 0-543-97054-X (hardcover)

This Elibron Classics Replica Edition is an unabridged facsimile of the edition published in 1875 by J.-B. Baillière et Fils, Paris.

Elibron and Elibron Classics are trademarks of Adamant Media Corporation. All rights reserved.

This book is an accurate reproduction of the original. Any marks, names, colophons, imprints, logos or other symbols or identifiers that appear on or in this book, except for those of Adamant Media Corporation and BookSurge, LLC, are used only for historical reference and accuracy and are not meant to designate origin or imply any sponsorship by or license from any third party.

DE

LA LOCALISATION

DANS

LES MALADIES CÉRÉBRALES

THÈSE

PRÉSENTÉE ET SOUTENUE A LA FACULTÉ DE MÉDECINE DE PARIS

(CONCOURS D'AGRÉGATION)

PAR

LE Dr R. LÉPINE

Ex chef de clinique de la Faculté

Médecin du bureau central des hôpitaux

Avec deux Planches

PARIS

LIBRAIRIE J.-B. BAILLIÈRE ET FILS

Rue Hautefeuille, 19, près le boulevard Saint-Germain

LONDRES
BAILLIÈRE, TINDALL and Co

MADRID
CARLOS BAILLY-BAILLIÈRE

1875

TRAVAUX DE M. R. LÉPINE

De l'*Hémiplégie pneumonique*, Paris, 1870, in-8.

De la *Pneumonie caséeuse*, Paris, 1872, in-8.

Article *Diphthérie* (en collaboration avec M. Lorrain); article *Inanition* du nouveau Dictionnaire de médecine et de chirurgie pratiques, publié sous la direction de M. Jaccoud.

Paris. — Imp. PILLET fils aîné, rue des Grands-Augustins

DE LA

LOCALISATION DANS LES MALADIES CÉRÉBRALES

INTRODUCTION

Ce n'est pas la première fois qu'un candidat au concours de l'agrégation aborde le sujet délicat qui m'est échu : j'ai pour devancier Sandras, qui se fit un nom en étudiant les maladies nerveuses. Au concours de 1829, présidé par Esquirol, il eut à traiter la question suivante :

An peculiarium encephali et medullæ spinalis partium læsionibus sua sint peculiaria signa?

Laissant de côté la moelle et ceux des organes de l'encéphale qui ne sont pas de notre sujet, nous trouvons à la dernière page (p. 42), sous forme de tableau, les *Propositions* de Sandras (1).

(1) *Theses quas, Deo favente, in saluberrima Facultate medica Parisiensi*, etc., p. 42, 1829.

Sunt ne signa læsionum substantiæ corticalis?.. — *Nulla.*
— substantiæ medullaris? — *Nulla.*
— loborum anteriorum?.. — *Nulla.*
— loborum posteriorum?. — *Nulla.*
— corporum striatorum?. — *Nulla.*
— colliculorum nervorum opticorum?........ — *Nulla.*
— loborum mediorum?.. — *Nulla.*
— ventriculorum?....... — *Nulla.*
— partium mediarium?.. — *Nulla.*
— cæterarum partium?.. — *Nulla.*

Si peu que nous sachions localiser, il ne sera, je pense, pas difficile de localiser plus que Sandras.

Nous ne sommes certes pas en état de substituer à cette suite décourageante de négations un nombre d'affirmations bien considérable. Au moins sommes-nous à une de ces époques où quelques progrès en laissent pressentir d'autres. Nous connaissons aujourd'hui la signification de l'hémianesthésie sensitivo-sensorielle, grâce à deux des quatre observations de Türck, aux travaux de M. Meynert, mais surtout à ceux de M. Charcot, qui a aussi montré la valeur de l'hémichorée. Depuis plusieurs années on connaît la localisation des lésions qui amènent de l'aphasie; enfin une découverte dont la portée est difficile à mesurer dès aujourd'hui, vient, en nous révélant de nouveaux centres dans l'écorce du cerveau, jeter quelque jour sur le diagnostic difficile des lésions périphériques limitées.

Mettre en lumière ces progrès récents est une tâche d'autant plus difficile que, le règlement du concours nous accordant seulement douze jours pour écrire et imprimer cette thèse, dont le sujet nous est imposé par le sort, je ne pouvais songer à élucider les points obscurs par des recherches originales. Ce travail est donc nécessairement une œuvre de critique. Il renferme cependant plusieurs observations inédites, dont quatre paraîtront sans doute intéressantes, puisqu'elles confirment les nouvelles idées sur les centres moteurs de la couche grise corticale. J'en dois une à M. Duret qui, par ses travaux, mieux à même que tout autre d'apprécier son intérêt, l'a recueillie récemment et me l'a obligeamment communiquée. Les trois autres faits ont été observés à une époque où leur signification ne pouvait pas être connue, un d'eux par moi, dans le service de M. Charcot, alors que j'avais l'honneur d'être son interne ; les deux autres, plus importants, lui appartenaient aussi. Redevable à ce maître éminent de la meilleure part de mon éducation médicale, je n'en suis plus à compter ce qu'il m'a donné, et j'ai depuis longtemps contracté envers lui une dette de reconnaissance difficile à acquitter.

Sandras était-il fondé à nier que toute localisation fût possible ? Je ne le crois pas. Sans doute, on avait émis des idées fort peu exactes, lorsqu'on cherchait dans la substance blanche la cause des contractures. Mais cette erreur n'est-elle pas une preuve qu'on avait appris à séparer les troubles fonctionnels de la substance corticale de ceux de la substance blanche? Dès 1823, Delaye, Foville et Pinel-Grandchamp, internes du professeur Rostan, et en 1826 Calmeil, avaient établi que la substance corticale était altérée dans certains cas de troubles intellectuels profonds; déjà le professeur Bouillaud soutenait que la destruction des lobes antérieurs est incompatible avec l'exercice de la parole. Il me semble que Sandras, qui cite cette opinion, eût pu la discuter au lieu de lui opposer une simple dénégation. Malgré une lésion des lobes antérieurs, les malades parlaient, dit-il; mais il ne s'inquiète pas de savoir si chez eux les lobes antérieurs étaient détruits dans toute leur étendue.

Il faut avouer, d'ailleurs, que les Propositions de Sandras exprimaient bien les idées de son époque et même de la génération suivante; les expériences de Flourens, ou plutôt l'interprétation qu'il donnait à ses expériences, étaient peu propres à pousser aux localisations. Un homme d'une autorité considérable, élève de ce célèbre physiologiste, discutant la théorie de M. Broca, qui le premier vint montrer une fonction, celle du langage articulé, siégeant dans une circonvolution particulière, M. Vulpian, écrivait en 1866 : « Je crois que la doctrine des localisations n'a pas encore rencontré, dans les faits d'abolition du langage articulé, l'appui qu'elle avait espéré un moment y trouver. Il est possible, à la rigueur, que des lésions situées sur le trajet de certains faisceaux des fibres cérébrales, influent plus sur telle fonction que sur telle autre, mais cela n'est pas démontré ; et quant à la substance grise corticale, il n'y a rien qui autorise une hypothèse du même genre (1). »

Ce n'est donc pas sans opposition que M. Broca put établir l'exactitude de sa découverte. Aujourd'hui que de nouveaux *centres moteurs* ont été découverts dans l'écorce grise, l'existence d'un centre pour l'articulation des mots ne saurait étonner.

La découverte expérimentale de ces centres est due à MM. Fritsch et Hitzig. Ils furent, je crois, conduits à l'idée de leur recherche par le fait singulier qu'un courant galvanique traversant chez l'homme la partie postérieure de la tête, d'une apophyse mastoïde à l'autre, provoque des mouvements des yeux. Mis en éveil, ils cherchèrent, chez le chien, si la proposition classique, l'inexcitabilité de la substance grise, n'était pas erronée. L'événement justifia leur prévision.

MM. Fristch et Hitzig ont donc les premiers démontré que nous pouvons exciter expérimentalement la substance grise, mais ils ne sont pas les premiers qui aient appelé l'attention sur l'existence *probable* de centres moteurs des membres dans la substance de l'écorce. A ce point de vue, ils ont été devancés par un médecin d'une grande originalité, le Dr H. Jackson, de Londres. Peut-être même Griesinger en eut-il l'idée. Mais je ne trouve pas la récla-

(1) *Leçons sur la physiologie du système nerveux*, p. 719.

mation de M. Bernhardt (1), sous ce rapport, suffisamment fondée : A l'occasion d'une autopsie où trois cysticerques furent trouvés à la face convexe, Griesinger émet sous forme dubitative et en une ligne la supposition que le plus volumineux, situé au sommet de la voûte, près de la fente inter-hémisphérique, a pu avoir une influence sur les convulsions du membre inférieur du côté opposé.

Il y a bien loin de cette simple vue de l'esprit aux efforts persévérants que fit M. Jackson, à maintes reprises, depuis plusieurs années, pour essayer de donner une preuve clinique de l'excitabilité pathologique de l'écorce.

Les esprits étaient alors mal préparés à l'accepter. Les premières expériences de MM. Fritsch et Hitzig, quelque nettes qu'elles fussent, ne fixèrent pas l'attention.

En 1873, second mémoire de M. Hitzig. Vers la fin de la même année, M. Ferrier fit ses premières expériences. Chez des lapins, des chats et des chiens, à l'aide des courants *faradiques*, il retrouva à peu près les centres indiqués par MM. Fritsch et Hitzig, et il en décrivit, d'une manière assez inexacte d'ailleurs, beaucoup d'autres.

Les expériences de M. Ferrier eurent beaucoup de retentissement, et de divers côtés quelques physiologistes cherchèrent à en diminuer la portée.

Schiff ne voulut voir dans les mouvements pro-

(1) Bernhardt, Historische Notiz, *Archiv für Psychiatrie*, IV, 2 Heft, p. 480.

duits que des mouvements réflexes d'un *caractère spécial*. Un jeune expérimentateur distingué de l'école de M. Brown-Séquard, M. Dupuy, les expliqua aussi par une excitation des noyaux gris centraux produite par la diffusion du courant induit. MM. Carville et Duret, dans un premier travail, insistèrent surtout sur cette cause d'erreur, et à l'aide de dispositions ingénieuses, en démontrèrent, comme M. Dupuy, la réalité.

Qu'on observe des effets de la diffusion du courant, quand on emploie un courant trop fort, cela est incontestable ; aussi M. Hitzig s'en était-il soigneusement gardé ; mais il est impossible d'expliquer, si l'on rejette l'existence de centres excitables, la constance et la régularité des mouvements obtenus en excitant certains points déterminés. Ici c'est un mouvement dans les membres ; plus loin, dans la face... Si on ne touche pas juste le centre des mouvements des pattes, *aucun mouvement* ne s'y produira. MM. Carville et Duret enlevèrent avec soin les corps striés, et le mouvement n'en survint pas moins, précis et localisé, à l'aide d'un courant faible ! Ils sectionnèrent les fibres qu'ils accusaient de conduire le courant, et tout mouvement cessa ; or peut-on admettre qu'une simple section empêche la diffusion ? Si elle supprime les effets des courants, c'est qu'elle met obstacle, non pas à la conductibilité physique, mais à la conductibilité physiologique !...

Un peu plus tard, M. Ferrier fit connaître des

expériences plus nombreuses et plus précises sur un grand nombre de singes ! Plus on s'élève dans l'échelle animale, plus les centres se multiplient... Chez les singes on peut dissocier les mouvements de pronation, de préhension, de flexion, etc., dans le membre supérieur, en électrisant des points différents ! Si on tient compte de l'équivalence des circonvolutions chez les divers animaux, on trouve une certaine concordance dans la topographie des points excitables.

Rien de plus saisissant que les expériences de Ferrier devant le collége royal de Londres... Il expérimentait sur un singe ; et, devant cette assemblée d'élite, il annonçait d'avance les mouvements qu'il allait déterminer chez le singe, en excitant tel ou tel point de son cerveau. Et le singe étendait le bras, montrait le poing, exécutait tous les mouvements au gré de l'expérimentateur.

Tout récemment, MM. Carville et Duret ont fait de nouvelles expériences, fort intéressantes, à l'aide d'une autre méthode, celle de l'*ablation* des portions limitées de l'écorce qui sont le siége des centres moteurs. Dans le chapitre suivant, où j'expose *l'état actuel* de la question, j'emprunterai à leur travail, encore inédit, des faits importants qu'il me paraît utile de comparer avec les données cliniques (1).

(1) Le mémoire de MM. Carville et Duret est sous presse et paraîtra dans les *Archives de physiologie*. Nous devons à l'extrême obligeance des auteurs d'avoir pu consulter les feuilles. M. Hitzig et M. Dupuy ont fait aussi quelques expériences par ablation.

Ce ne sont pas seulement des lésions superficielles de la couche grise que nous pouvons, *dans certains cas*, reconnaître. J'ai déjà indiqué plus haut le parti que M. Charcot a su tirer de faits, d'ailleurs en petit nombre, pour établir la valeur séméiologique de l'anesthésie sensitivo-sensorielle (1). Plus récemment, il a également réussi à déterminer celle d'une forme particulière d'hémichorée bien étudiée cliniquement, par MM. H. Jackson et Tuckwel (Saint-Barthol. Hospital Reports, vol. 5), sous le nom de « *choreic* hemiplegia » et par M. S. W. Mitchell (de Philadelphie, sous celui d'hémichorée post-hémiplégique (2). On en trouvera dans mon second chapitre une observation fort importante que M. le professeur Vulpian a bien voulu me communiquer (3).

(1) Voir, pour l'historique des faits antérieurs, ses *Leçons sur les maladies du système nerveux*, 1872-73, p. 372. — Voir aussi une observation de son service publiée par M. Bourneville (*Progrès*, 1er nov. 1873). — M. Rosenthal (*Wochenblatt der Wiener Ærzte*, 1870), a aussi publié plusieurs faits importants pour la topographie des lésions ; mais il ne s'est pas occupé de la question la plus intéressante, à savoir de la distinction de l'hémianesthésie sensitivo-sensorielle et de l'hémianesthésie seulement sensitive. — L'an dernier, deux thèses ont été soutenues sur ce sujet à la Faculté de Paris; la première en date est de M. Virenque, la deuxième de M. Veyssière, interne des hôpitaux; cette dernière, fort remarquable, renferme un grand nombre d'observations dues à *M. Vulpian*, et des expériences très-probantes faites dans le laboratoire de ce professeur. — Depuis, MM. Pierret et Raymond ont publié de nouvelles observations avec autopsie.

(2) Charcot. (*Progrès médical*, 1875, nos 4 et 6.)

(3) M. le Dr Magnan a rapporté dans le *Bulletin de la Société de biologie*, 1870, une observation du même genre. — Le fait publié par M. Bourneville (voir la note précédente) est aussi un cas d'hémichorée.

CHAPITRE Ier

Je n'ai point l'intention d'exposer dans les pages suivantes l'état actuel de nos connaissances sur les fonctions des différentes parties du cerveau. Mon dessein est beaucoup plus modeste. Je me propose seulement d'indiquer très-sommairement parmi les faits qui paraissent suffisamment établis, ceux qu'il est utile de connaître pour diagnostiquer avec moins d'incertitude le siége des lésions cérébrales.

A. — IDÉE GÉNÉRALE DU CERVEAU

Le cerveau est constitué par deux hémisphères symétriques et identiques quant à leur structure.

Chacun de ces hémisphères est recouvert d'une couche continue de substance grise; leur surface est divisée par des sillons, les uns constants, les autres variables. Le plus important est le sillon profond, à direction oblique, connu sous le nom de *scissure de Sylvius,* qui loge l'artère cérébrale moyenne. En écartant les circonvolutions qui le limitent, on distingue la région de l'insula. De cette scissure, part verticalement un sillon qui correspond à peu près à la suture fronto-pariétale et qui va rejoindre la grande fente inter-hémisphérique, c'est le sillon de Rolando. Il est bordé en avant par la circonvolution frontale ascendante (médiane antérieure de Ecker), de laquelle se détachent perpendiculairement trois circonvolutions que l'on nomme 1re, 2e, 3e frontales, en comptant, à partir de la scissure inter-hémisphérique (1), — en arrière, par la pariétale ascendante (médiane postérieure) d'où se détachent les deux lobules pariétaux, le supérieur près de la fente inter-hémisphérique, et l'inférieur. A la suture lambdoïde répond un sillon assez net qui sépare les circonvolutions pariétales des occipitales.

Ce dernier sillon, celui de Rolando et la scissure de Sylvius, limitent donc à la surface externe des hémisphères quatre régions, la région frontale, pariétale, occipitale, sphénoïdale. Dans l'état actuel de nos connaissances, et au point de vue de la pathologie, les surfaces interne et inférieure des hémisphères cérébraux ont moins d'importance.

D'une manière générale, la couche grise des circonvolutions est formée de cinq couches superposées. L'une d'elles, la quatrième, est constituée

(1) Plusieurs auteurs allemands, comptant en sens inverse, désignent sous le nom de première la circonvolution qui est si connue depuis les travaux de M. Broca, la troisième pour nous, celle qui longe la scissure de Sylvius.

par des cellules pyramidales qui, dans un petit lobe situé sur la face interne (lobe paracentral), atteignent leur plus grande dimensions, 60 millimètres dans leur grand diamètre (Mierzejewski) (1).

Les circonvolutions frontales ne diffèrent pas sensiblement des pariétales. Mais les circonvolutions occipitales possèdent une structure toute spéciale. Leur substance grise est formée de huit couches, par suite de la division de la 4e en quatre couches secondaires. Ces huit couches sont séparées en deux parties inégales par le ruban de *Vic d'Azyr*.

Le cerveau est relié à la moelle par les pédoncules cérébraux. M. Meynert (de Vienne) leur distingue deux étages, l'un inférieur et l'autre supérieur (2). Le premier (*Haube, Tegmentum*) renfermant les tubercules quadrijumeaux, et aboutissant aux couches optiques, est considéré par lui comme constituant un système réflexe, tandis que l'étage inférieur *Pes*, séparé du précédent par le *locus niger* de Sœmmering, et relié aux régions motrices de la moelle est, selon le même anatomiste,

(1) Mierzejewski, *Archives de physiologie*, 1875. La structure de ce lobe paracentral a aussi été bien étudiée par Betz (*Centralblatt*, 1874, nos 37 et 38).

(2) Pour une exposition plus complète des idées de M. Meynert, voir l'ouvrage très-clair de M. Huguenin et l'excellente revue critique de M. Berger, *Archives de physiologie*, 1874, où l'on trouvera la bibliographie des publications de M. Meynert. Les dénominations de *Haube* ou *Tegmentum* sont beaucoup plus anciennes que les travaux de M. Meynert. De même que la *dénomination* de *Pes* ou pied, qui correspond à l'étage inférieur du pédoncule.

la route que suivent les incitations motrices volontaires et les impressions sensitives perçues.

En pénétrant dans l'hémisphère, les fibres de l'étage inférieur des pédoncules constituent l'expansion pédonculaire dont la portion antérieure se met en rapport avec les noyaux intra (noyau caudé) et extra-venticulaires (noyau lenticulaire) du corps strié (1), tandis que leur portion postérieure (fibres de la sensibilité consciente), d'après Meynert, gagnent l'écorce des lobes occipitaux, où se termineraient également (ainsi que dans l'écorce du lobe sphénoïdal) les fibres des nerfs optiques et olfactifs, qui ne viennent pas du pédoncule.

Des centres ganglionnaires (corps strié et couche optique) partent des fibres qui se rendent à la face profonde *de la plupart* des circonvolutions cérébrales. Outre ces fibres qui constituent la couronne rayonnante de Reil (système de projection de premier ordre de Meynert), les circonvolutions reçoivent des fibres commissurales reliant soit un hémisphère à l'autre (corps calleux, etc.) soit deux circonvolutions d'un même hémisphère. M. Broad-

(1) M. Broadbent et MM. Carville et Duret, qui se fondent sur des résultats expérimentaux, admettent que certaines fibres gagnent directement le lobe fronto-pariétal, où se trouvent des centres moteurs, sans entrer en relation avec le corps strié. M. Huguenin considère cette opinion comme très-probable. On pourrait peut-être invoquer à l'appui de cette opinion les faits pathologiques, d'*ailleurs rares*, de dégénération secondaire du cordon latéral de la moelle, coïncidant avec une lésion encéphalique bornée aux parties périphériques du cerveau.

bent, qui a poursuivi sous ce rapport les idées de Meynert, admet que certaines circonvolutions, notamment celles de l'*insula* et de plusieurs autres groupes, ne reçoivent de fibre ni de la couronne rayonnante, ni du corps calleux (1). De ce fait anatomique, il tire des déductions psychologiques fort intéressantes, dans lesquelles nous ne pouvons naturellement entrer. Nous renvoyons le lecteur à son travail (2).

Sans nous lancer dans ces spéculations aventurées, nous nous bornerons au fait indiqué plus haut : l'écorce grise du lobe occipital dont la structure, ainsi que nous l'avons vu, offre quelques particularités, reçoit ses fibres de la partie postérieure de l'expansion pédonculaire ; l'écorce grise du lobe fronto-pariétal celles de la partie antérieure. Nous montrerons que, confirmant les vues de Meynert, la clinique et la physiologie expérimentale ont établi l'existence de fibres sensitives (et sensorielles) à la partie postérieure du pied de la couronne rayonnante. Quant aux lobes fronto-pariétaux, nous avons indiqué déjà dans le chapitre précédent qu'ils renferment des por-

(1) Il est facile, sur un cerveau qui a macéré dans l'alcool, de décoller la capsule externe du noyau extra-ventriculaire (Huguenin). M. Charcot nous a autrefois montré que cette sorte de dissection peut être assez facilement réalisée même à l'état frais. L'avant-mur et l'écorce grise de l'insula ne paraissent donc pas avoir de connexion avec les parties profondes.

(2) Broadbent *on the cerebral mechanisen of speech and thought.* (*Med. chirurg. Transact.*, vol. 55.)

tions excito-motrices. Nous ne tarderons pas à en donner la preuve.

B. — NOTIONS SUR LES LOCALISATIONS FONCTIONNELLES

§ I. — DANS CERTAINES PORTIONS DE L'ÉCORCE.

(A). — *Du centre de la faculté du langage.*

Ainsi que nous l'avons vu plus haut, M. le professeur Broca, se fondant sur les résultats concordants de deux autopsies faites à Bicêtre, l'a localisé dans la troisième circonvolution frontale. Il précisa même davantage en indiquant d'une manière spéciale le côté gauche. Je reviendrai tout à l'heure sur ce point.

Les malades observés par M. Broca étaient, comme on sait, des aphasiques vrais : l'un ne pouvait prononcer que quatre mots et l'autre n'articulait qu'une syllabe.

Depuis quelques années, un nombre considérable de faits est venu confirmer, en général, la localisation indiquée par M. Broca. La confirmation serait encore plus éclatante, si depuis un certain temps on n'avait pas cessé de publier les faits à l'appui, devenus trop vulgaires, tandis qu'on s'empresse de mettre au jour les faits contradictoires, plus intéressants parce qu'ils sont plus rares, et si la littérature de l'aphasie n'avait point été encombrée, surtout dans les premières années, de faits sans rapport avec elle (amnésie, etc.) au point de vue clinique, et observés sur le cadavre d'une manière plus qu'insuffisante, souvent avec un parti-pris contre la localisation de la faculté du langage.

M. Meynert (*Zeitschrift der Gesellschaft der Aerzte*, 1866), qui considère le groupe des circonvolutions de l'*insula* et la troisième circonvolution frontale comme faisant partie du même système anatomique, a été conduit par des idées théoriques et par cinq faits pathologiques à étendre, jusqu'à l'*insula* inclusivement, le territoire du langage. Il a annoncé qu'il avait pu suivre jusqu'à l'avant-mur (noyau tœniforme) un faisceau de l'acoustique. On devine à quelles inductions un investivateur aussi ingénieux que M. Meynert pouvait se laisser entraîner. Mais ce dernier fait anatomique n'est pas exact. Contesté par Griesinger et Sander, il est, à ce que je crois savoir, reconnu aujourd'hui erroné par son auteur. Aussi me dispenserai-je de rappeler les considérations théoriques auxquelles il a donné lieu (1).

Dans une publication postérieure (*Vierteljahrsschrift für Psychiatrie*, 1868), je trouve mentionnées, chacune en deux lignes, 15 autopsies d'*aphasiques* (la forme de l'aphasie n'est pas indiquée) chez lesquels existait une lésion de l'*insula*; mais l'état de

(1) Elles sont exposées en partie dans les leçons de M. Jaccoud sur l'aphasie (*Clinique médicale*, t. II).

la 3ᵉ circonvolution n'est pas mentionné, et j'ignore si ces observations ont été publiées ailleurs avec plus de détails.

Plusieurs autres auteurs ont rapporté des faits d'aphasie avec lésion de l'*insula*, mais l'intégrité de la troisième circonvolution frontale n'est pas en général signalée d'une manière suffisamment explicite. J'ai récemment entendu dire à M. le professeur Broca, qu'il n'avait vu que dans un seul cas d'aphasie l'altération prédominer dans l'*insula*; dans ce cas la lésion de la troisième circonvolution était minime. Au contraire il a fréquemment observé une large altération de l'*insula*, sans aphasie. Dans l'état actuel de la question, je crois qu'il ne serait pas inutile de publier les observations démontrant la possibilité de l'aphasie avec une lésion limitée à l'*insula*.

J'ai publié l'année dernière, à un autre point de vue, une observation de ce genre. La lésion était minime et il n'y avait qu'un très-faible degré d'aphasie :

Une jeune femme, dans les jours qui suivirent une première attaque d'apoplexie, et jusqu'à la mort, déterminée par une seconde attaque, présenta, avec une intégrité apparente de l'intelligence, une certaine difficulté de l'articulation des mots; elle n'était pas amnésique : elle savait le nom de *tous* les objets, mais elle se trompait souvent pour certaines syllabes des substantifs. Le plus souvent, *elle ne parvenait à dire exactement son poropre nom* qu'après qu'on l'avait déjà prononcé devant elle ; autrement elle substituait une ou deux syllabes à celles qu'il aurait fallu prononcer. A l'autopsie, outre le foyer récent, j'ai trouvé le premier foyer, du volume d'une noisette, occupant la substanceblanche de la partie la plus antérieure de l'*insula* et ayant atteint, dans une étendue *très-minime*, et seulement dans sa couche la plus profonde, la substance grise sus-jacente. La troisième circonvolution frontale était absolument saine (1).

Il me paraît donc indubitable qu'une lésion parfaitement limitée à un point de l'*insula*, peut troubler le langage. Serait-ce parce que la lésion de l'*insula* qui est, comme on sait, liée à la troisième circonvolution par d'abondantes fibres commissurales, produit sympathiquement un trouble dans les fonctions de cette dernière ? Ou bien faut-il admettre que le territoire du langage s'étend non-seulement dans l'*insula*, et présente ainsi une notable étendue ? Si nous voulions entrer plus loin dans la voie des hypothèses, nous pourrions encore nous demander si, étant admis ce vaste territoire pour une seule fonction, il ne peut pas être divisé en certains compartiments, chacun destiné à une certaine division du travail ; en un mot, si la localisation ne pourrait pas être poussée plus avant. Cette vue, purement hypothétique, trouverait quelque appui si l'on parvenait un jour à démon-

(1) LÉPINE, *Bulletins de la Société anatomique*, année 1874, p. 363.

trer que certaines formes d'aphasie coexistent avec la lésion de certaines parties du territoire : les formes dans lesquelles sont abolies une ou plusieurs opérations importantes de l'acte du langage, je suppose, se rencontrant avec la lésion de la troisième circonvolution, tandis que la lésion d'une circonvolution de l'*insula* accompagnerait une forme dans laquelle une opération moindre est compromise. Il faudrait donc poursuivre sur le terrain de l'anatomie pathologique la fine analyse clinique et psychologique tentée avec succès par les auteurs français, et poursuivie à l'étranger, surtout en Angleterre.

Laissant cette question difficile, je me bornerai à dire que la localisation de la faculté du langage dans la troisième circonvolution et *alentour* me paraît établie aujourd'hui sur des faits irrécusables. Si l'on prend les bonnes observations d'aphasie et qu'on les dépouille, on trouvera que la *presque unanimité* témoigne en faveur de cette localisation. Je sais bien qu'il y a des exceptions. Elles sont de deux ordres : dans une première catégorie, des aphasies avec lésions situées ailleurs que dans le lieu d'élection ; dans la seconde, des destructions des lobes frontaux sans aphasie. Mais il suffit de quelque réflexion pour se convaincre que les faits de la première catégorie, très-peu nombreux d'ailleurs (et j'aurai dans le chapitre suivant l'occasion d'en réduire le nombre), ne prouvent *rien* contre la localisation de la faculté du langage dans la partie de l'écorce grise sus-indiquée. Il s'agit peut-être d'un défaut de transmission, ou bien on peut supposer que, secondairement à l'altération qui occupe un autre siége et par un mécanisme qui nous échappe, les fonctions de la région sylvienne sont troublées. Si quelque chose peut étonner, c'est que ces faits ne soient pas plus nombreux. Sait-on d'ailleurs si le territoire du langage *tout entier* était rigoureusement sain (1)? Les observateurs qui ont rapporté ces faits insolites ne disent pas qu'ils l'aient examiné avec soin dans toute son étendue.

(1) Un des faits les mieux observés a été publié par M. Troisier, alors interne de M. Vulpian; il y avait un ramollissement des lobes sphénoïdal et occipital; mais les *sylviennes étaient athéromateuses dans toute leur étendue* (*Gaz. méd. de Paris*, 1874, n° 2). — Dans un autre cas qui a été également observé par M. Vulpian et que Trousseau rapporte dans sa clinique, il y avait une lésion de la moitié postérieure du noyau blanc sus-ventriculaire, et d'autres lésions anciennes, d'ailleurs peu étendues, dans le corps strié et dans la couche optique gauches. De plus, les deux sylviennes étaient très-athéromateuses; « mais tandis que celle du côté droit offrait encore un libre passage au sang, celle du côté gauche était oblitérée complétement ou presque complétement.. La circulation, continue M. Vulpian, aura été très-fortement gênée à diverses reprises... C'est ainsi que j'expliquerais et les anciens ramollissements partiels révélés par les lacunes trouvées à l'autopsie dans le corps vitré et la couche optique du côté gauche, et l'embarras, pour ainsi dire, rémittent de la parole, etc. » (Trousseau, *Clinique*, t. II, p. 603, 2e édition.) Mais tous les observateurs ne sont pas aussi sagaces que M. Vulpian, et quand il existe deux lésions, une plus considérable dans un lobe postérieure, une minime dans la troisième circonvolution, les ramollissements du lobe postérieur pouvant être presque latents, ainsi qu'on le verra bientôt, c'est l'aphasie seule qui frappera pendant la vie, de même que c'est la *grosse* lésion qui attirera seule l'attention après la mort. Voilà un des cas nombreux du célèbre vice de raisonnement *post hoc*...

Quant aux faits assez nombreux et fort curieux de lésion profonde et étendue des lobes cérébraux avec conservation du langage, je ne récuse pas leur exactitude, comme M. Bouillaud ; je me contente de remarquer qu'observés, pour la plupart, à une époque où l'on ne soupçonnait pas la localisation de la faculté du langage en une partie de ces lobes, relativement fort limitée ou même en dehors de ces lobes (*insula*), ils ne sauraient être probants pour nous. En admettant qu'on en publie de rigoureux, je ne pense pas qu'ils puissent modifier beaucoup nos idées. Une exception ne saurait prévaloir contre la règle ; s'arrêter à une exception dans les sciences naturelles, c'est se condamner de parti pris, en quelque sorte, à la stérilité. Nous savons bien que nos lois ne sont pas absolues ; faut-il pour cela renoncer à tenter d'en découvrir ?

J'arrive à la question que j'ai réservée en commençant, à savoir le prétendu siége à gauche de la faculté du langage.

Si les lésions de l'hémisphère gauche produisent presque toujours une aphasie lorsqu'elles détruisent le territoire sus-indiqué (1), il n'en est pas de

(1) Les exceptions assez nombreuses qu'on a voulu opposer à cette loi s'expliquent en partie par ce fait, que les malades n'ont été observés au point de vue de l'aphasie qu'un certain temps après l'attaque. Il est clair que l'examen perd dans ce cas toute valeur, car une *suppléance* a pu se produire, vraisemblablement par le territoire du côté opposé. Il est, à la vérité, des cas où l'aphasie n'a pas suivi une lésion de la troisième circonvolution gauche ; mais,

même pour les lésions symétriques de l'hémisphère droit. C'est là un fait qui ne peut être contesté. On a invoqué, pour l'expliquer, la fréquence relative plus grande des embolies de l'artère sylvienne gauche; mais c'est une fin de non-recevoir inadmissible. Il existe dans la science un bon nombre de cas d'embolies de l'artère sylvienne droite ayant produit un ramollissement *étendu* de l'hémisphère correspondant, constaté à l'autopsie. Or, si tous ces sujets, dans ce cas, sont hémiplégiques, il est exceptionnel qu'ils deviennent aphasiques (1). De

sans arguer de l'erreur possible sur la détermination de la circonvolution lésée, à une époque où l'on n'est pas encore familiarisé avec la topographie de la surface cérébrale, je dirai qu'il ne suffit pas de trouver une lésion sur une partie quelconque de la troisième circonvolution, car il y a des raisons de croire qu'elle n'est pas en rapport avec le langage dans toute son étendue. Les limites anatomiques des circonvolutions ne répondent nullement d'une manière exacte aux limites des centres fonctionnels. Enfin il convient d'observer qu'un certain nombre de malades de cette catégorie étaient *gauchers*. Il y a longtemps que l'attention est attirée sur cette particularité (Thèse Mongié, 1866); il convient d'en tenir le plus grand compte.

(1) Les cas de sujets *non gauchers* devenus aphasiques *par le fait* d'une lésion de l'hémisphère droit sont relativement fort rares. Trousseau et d'autres auteurs ont cité des cas nombreux de sujets avec hémiplégie gauche, mais sans autopsie, ce qui permet de supposer que l'hémisphère gauche pouvait bien ne pas être sain. Laissant de côté ces faits sans valeur, je connais un certain nombre d'exemples, qui paraissent probants, d'aphasie sous la dépendance de lésion de l'hémisphère droit. En voici quelques-uns empruntés à la littérature étrangère : M. Rosenthal, *Allgemeiner Wiener med. Zeitung*, 1867; Bateman, *Journal of mental science*, 1868, 7e observation; J. W. Ogle, *Lancet*, 1868, plusieurs cas; Hammond, *New-York med. reports*, 1871, plusieurs cas, dont trois empruntés à M. Jackson, etc.; récemment un cas a été publié par M. Schreiber (Clini-

ces faits conclurons-nous que le territoire de la troisième circonvolution et de l'*insula*, à droite, a des fonctions étrangères au langage; en d'autres termes, les deux régions symétriques seraient-elles douées de propriétés absolument différentes? Nous nous garderons d'une telle conclusion. Lorsque plus loin nous étudierons les territoires moteurs de l'écorce grise, nous verrons qu'ils sont parfaitement symétriques. Il serait étrange que celui du langage fît exception; il est plus naturel d'admettre, avec les auteurs les plus autorisés, que ce territoire est double, mais que celui de gauche fonctionne presque exclusivement dans l'état normal. Le fait que, pour tous les usages qui ne nécessitent pas l'emploi de la main gauche, nous nous servons naturellement de la main droite, ne prouve-t-il pas que notre hémisphère gauche est plus *adapté* que l'autre? Dans cette hypothèse si légitime, toutes les prétendues exceptions s'expliquent facilement : 1° les gauchers devenus aphasiques après une lésion du territoire du côté *droit* (qui pour eux est l'hémisphère actif); 2° les gauchers non aphasiques malgré une lésion du territoire gauche.

Faut-il invoquer la suppléance de l'hémisphère droit pour expliquer l'amélioration et la guérison de certaines aphasies, ou bien convient-il plutôt d'admettre que les fonctions se rétablissent dans le

que de M. Naunyn. *Berliner klinische Wochenschrift*, 1874), qui, je ne sais pourquoi, s'imagine être le premier qui ait publié un fait de ce genre.

territoire *gauche*, soit parce que la lésion a guéri, soit même par une suppléance de voisinage? Je ne sais, mais je ne puis m'empêcher d'observer que si la suppléance de l'un des hémisphères par l'autre était facile et complète, il n'y aurait que peu d'aphasies persistantes, car les lésions doubles ne sont pas très-communes (1).

Il paraît donc certain, en ayant égard aux faits précédents, que le centre du langage à droite, sous le rapport de sa capacité fonctionnelle, est dans un état d'infériorité très-marqué relativement à son congénère, infériorité acquise soit par l'individu, faute d'éducation de ce centre (celui du côté gauche détournant à son profit l'activité fonctionnelle dès la naissance), soit par l'espèce, et augmentée par l'influence de l'hérédité. A cette infériorité du lobe frontal droit, quant au langage, se lie peut-être ce fait constaté par M. Broca, que son poids est notablement moindre que celui du lobe frontal gauche. On pourrait dès lors se deman-

(1) M. Waldenburg (*Berliner klinische Wochenschrift*, 1873) nie même que cette suppléance soit possible, en se fondant sur le fait suivant, curieux, bien que l'autopsie fasse défaut :

Il s'agit d'une aphasie congénitale observée chez un garçon de 6 ans, dont la mère, au troisième mois de sa grossesse, fut frappée d'hémiplégie subite à droite. Bientôt on remarqua chez lui que le côté droit était faible et que la croissance y était retardée. Raccourcissement du pied de ce côté. En outre, l'enfant ne pouvait parler; à peine parvenait-il à prononcer quelques paroles inintelligibles. Par contre, intelligence et ouïe intactes. Il n'y avait donc pas de surdi-mutité. L'enfant pouvait crier d'une voix interne et claire. Frein de la langue un peu allongé. Légère parésie de la moitié droite du voile du palais.

der si les aphasies consécutives aux lésions du centre du langage chez les individus non gauchers sont en réalité sous la dépendance de cette lésion, ou s'il ne s'agirait pas d'une action sympathique sur le centre du côté gauche. C'est là une pure vue de l'esprit dont il est impossible aujourd'hui d'apprécier la valeur.

M. H. Jackson (1) a émis l'hypothèse ingénieuse que les territoires gauche et droit, bien que tous deux consacrés au langage, diffèrent cependant en ceci, que le premier entrerait en fonctionnement sous l'influence de la volonté, le second automatiquement. Mais la clinique ne me paraît pas fournir d'arguments en sa faveur et je ne trouve pas de bonnes raisons pour admettre que l'hémisphère droit soit nécessairement soustrait à l'influence de la volonté.

Concluons donc en définitive, avec MM. Dax, Moxon et Broca, que sous le rapport du langage nous sommes *gauchers* du cerveau, ou en d'autres termes, qu'il y a dans les fonctions des deux territoires des différences, sinon qualitatives, au moins quantitatives, très-appréciables.

Un physiologiste éminent auquel la pathologie nerveuse est redevable de découvertes importantes, M. Brown-Séquard, et M. Callender ont élargi beaucoup la question que je discute en ce moment. Franchissant le territoire du langage, ils ont

(1) Hemispherical coordination, *Med. Times and Gazette*, année 1868.

recherché dans les hémisphères tout entiers des différences fonctionnelles. Or les résultats de leur investigation ne sont pas contraires à la proposition que j'émettais tout à l'heure. Parmi les résultats curieux indiqués par M. Brown-Séquard, je mentionnerai dans les lésions de l'hémisphère droit : la fréquence plus grande des convulsions, de la rotation de la tête et des yeux, statistique faite à l'aide des observations de la thèse de M. Prévost (Paris, 1868), et d'autres observations postérieures; l'intensité plus grande de plusieurs phénomènes, hémiplégiques notamment de la paralysie des muscles ; l'apparition plus fréquente de l'eschare de la fesse, autre phénomène sur lequel M. Charcot a appelé l'attention et qui a une certaine valeur pronostique (*Archives de physiologie*, 1868).

D'accord avec ce fait, il résulte d'une statistique de M. Callender que la moyenne de survie est moindre dans les lésions de l'hémisphère droit.

M. Brown-Séquard signale encore la fréquence plus grande de l'hématome de l'oreille gauche dans la paralysie générale (1), de la névrite optique d'après M. Jackson, etc. (2).

Ces différences fonctionnelles s'accompagnent-elles de différences de forme et de volume? M. Luys a récemment insisté sur l'asymétrie normale des deux hémisphères : « Prenez, dit-il, une feuille de papier à calquer, appliquez-la sur une coupe ver-

(1) Petit, *Journal de la Société médicale de la Loire-Inférieure*, 1858.
(2) *London Hospital reports*, 1865.

ticale fraîche du cerveau, tracez avec un pinceau humecté de couleur à l'aquarelle le contour de la substance corticale d'un hémisphère, et retournez ce papier; vous verrez ainsi d'une façon bien nette que le profil des circonvolutions d'un côté ne s'adapte pas sur le profil des circonvolutions d'un autre côté. J'ai bien des fois répété ce tracé et je suis encore à trouver un cerveau humain complétement symétrique dans ses régions périphériques, et dont les régions gauches de la substance corticale répondent exactement aux régions homologues du côté opposé (1). »

Le Dr Boyd, se basant sur près de 200 faits, a trouvé que le poids de l'hémisphère gauche surpasse presque toujours, du huitième d'une once environ, celui du côté droit (2). M. Broca n'a pas constaté cette différence : d'après lui, le poids des deux hémisphères, pris en masse est à peu près le même, mais comme nous l'avons dit plus haut, il a trouvé le lobe frontal gauche sensiblement plus lourd que le droit. Cette différence est en rapport avec cet autre fait, que les circonvolutions sont notablement plus nombreuses dans le lobe frontal gauche que dans le droit; tandis que pour les lobes occipitaux on observe une disposition inverse. Ces conclusions sont tirées de l'examen de quarante cerveaux.

(1) *Revue scientifique*, 25 février 1875, p. 815-816.

(2) Boyd (*Table of the Weights of the Human body and internal organs.* — *Philos. Transac.* London, 1861, vol. CLI, part. I, p. 261).

Je n'ai pas à rechercher la raison de ces différences fonctionnelles et à discuter la valeur des hypothèses qui ont été émises à ce sujet. Je rappelle seulement que Gratiolet dit avoir pu constater le développement plus précoce de l'hémisphère gauche (1).

(B). — *Des centres moteurs de la face et des membres dans l'écorce grise.*

Si j'écrivais un mémoire sur la question, je croirais utile d'exposer avec détails les méthodes d'excitation qui permettent de déterminer exactement leur situation à la surface des hémisphères des différents animaux, et d'en poursuivre le parallèle dans la série animale. Mais à mon point de vue, qui est rndement clinique, je crois suffisant d'indiquer d'une manière très-sommaire ce que l'on sait sur leur topographie chez l'homme.

Pour cela, je ne me servirai point exclusivement des faits empruntés à la pathologie, parce que le nombre des *bonnes* observations est encore trop restreint, et pour d'autres raisons encore que j'aurai occasion d'indiquer.

Heureusement, entre le cerveau de l'homme et celui des singes supérieurs, il y a une analogie suffisante pour qu'on puisse, sans difficulté, y reconnaître une région homologue. Contrairement à ce

(1) Leuret et Gratiolet, *Anatomie comparée du système nerveux*, t. II, p. 241. — Voyez aussi de Fleury, *Du dynamisme comparé des hémisphères cérébraux*. Paris, 1873.

qui existe chez le chien, on n'a pas, chez le singe, d'incertitude sur la détermination du sillon qui correspond chez l'homme à celui de Rolando, ce sillon vertical, limité, comme nous l'avons vu plus haut, en avant par la circonvolution frontale ascendante ou cérébrale antérieure, en arrière par la circonvolution pariétale ascendante (cérébrale postérieure), S'il en est ainsi, on peut, sans erreur fort notable, transporter sur une figure de cerveau humain les points excitables de celui du singe. On a des points de repère certains; il ne peut y avoir de doute que pour la détermination des points secondaires.

Nous croyons devoir résumer les résultats de M. Ferrier, M. Hitzig n'ayant expérimenté que sur un seul singe:

1° Les centres, pour les mouvements des membres antérieur et postérieur du côté opposé, occupent la circonvolution pariétale ascendante dans ses deux tiers supérieurs (les plus rapprochés du sillon inter-hémisphérique) ; le membre antérieur seul paraît avoir aussi, en partie, son centre dans le tiers supérieur de la circonvolution frontale ascendante.

2° Sur la première circonvolution frontale (celle qui longe parallèlement la scissure inter-hémisphérique) et à sa partie postérieure (c.-à-d. près de la circonvolution frontale ascendante), se trouve un centre pour les mouvements de la tête et du cou.

3° Sur la deuxième circonvolution frontale, en arrière, un centre pour les mouvements de la face et des paupières.

4° Sur la troisième circonvolution frontale (celle qui est la plus rapprochée de la scissure de Sylvius), à sa partie postérieure, un centre pour les mouvements des mâchoires, des *lèvres* et de la *langue*.

5° En arrière, dans un point particulier du lobe pariétal (pli courbe), il y aurait un centre pour les globes oculaires.

On voit donc que pour M. Ferrier tous les centres (sauf celui des mouvements des globes oculaires) sont situés autour du sillon de Rolando, et que, notamment ceux des membres, en occupent la partie la plus élevée ; celui du membre inférieur en arrière de celui du membre supérieur. M. Hitzig qui, ainsi qu'il l'avoue lui-même, n'a, dans son unique expérience sur le singe, étudié que d'une manière *superficielle* l'excitabilité du lobe temporal (1), a placé tous ces centres en avant du sillon de Rolando, dans la circonvolution frontale ascendante et superposés de haut en bas dans l'ordre suivant : Membre inférieur, membre supérieur, face supérieure (oreille, yeux), enfin mâchoires, lèvres et

(1) Voici la traduction littérale du passage : « La région pariétale elle-même, ainsi que les lobes frontaux n'ont été explorés que d'une manière superficielle (*nur oberflächlich untersucht*) après qu'il eût été constaté avec certitude que ces régions ne répondaient pas par des secousses à de faibles courants.» (*Hitzig's Untersuch.* p. 133.)

langue. On voit que la différence est minime; elle ne porte guère que sur la place des centres des membres inférieur et supérieur qu'il superpose, celui du membre supérieur bien au-dessous de l'autre, tandis que d'après M. Ferrier, ils seraient situés en arrière l'un de l'autre.

L'observation suivante que nous a communiquée M. Charcot nous paraît intéressante au point de vue de cette divergence entre les deux expérimentateurs : il s'agit d'une lésion bien limitée, près du sillon interhémisphérique, et déterminant, contrairement à la localisation de M. Hitzig, des mouvements localisés dans le membre *supérieur*.

Obs. I. — *Foyer hémorrhagique intéressant la partie postérieure de la première circonvolution frontale; — accès d'épilepsie partielle dans le membre supérieur du côté opposé.*

Armand Catherine, 69 ans, salle Sainte-Marthe, n° 7, entrée le 27 novembre 1869. (Service de M. Charcot).

Cette femme avait eu, à une époque indéterminée, des étourdissements et de la céphalalgie. En 1867, hémiplégie gauche sans perte de connaissance. Retour complet du mouvement au bout de deux mois.

Le 27, malaise sans perte de connaissance, puis hémiplégie complète du côté gauche, un peu de rotation de la tête. Temp. 38°.

Le soir on constate par moments dans les membres supérieurs gauches paralysés de petites secousses convulsives.

Le surlendemain on peut constater que le mouvement est en partie revenu dans le bras et un peu dans la jambe.

Le 30 au matin, *attaque épileptiforme légère sans perte de connaissance. Convulsions du membre supérieur gauche. Commissure labiale tirée à gauche, torsion des yeux.*

La malade qui a assisté à toutes les phases de la crise raconte *qu'elle a éprouvé pendant la nuit plusieurs attaques semblables, pendant lesquelles le membre supérieur gauche seul a été le siége de convulsions qui ont été assez fortes pour la soulever sur le lit.* Elle affirme n'avoir éprouvé aucune sensation particulière dans le bras.

État actuel. — Face tournée à gauche, sterno-mastoïdien droit tendu fortement. Paralysie faciale à gauche. *Rigidité du membre inférieur gauche et du membre supérieur du même côté.* Les doigts de la main gauche sont *crispés* dans la paume de la main.

A midi, courte attaque.

A trois heures, nouvelle attaque qui a duré cinq minutes, *accompagnée cette fois de perte de connaissance,* mais la malade dit qu'elle avait avant la perte de connaissance *sa main gauche* qui commençait à s'agiter.

Le soir, le membre supérieur gauche est dans l'extension.

Le lendemain, 1er novembre, il est seulement un peu raide. La raideur du cou a disparu, mais la paralysie faciale gauche est très-accentuée.

Membre inférieur très-contracturé dans l'extension; cet état diminue beaucoup dans la soirée.

Le 2 décembre au matin, la contracture apparaît de nouveau dans les muscles du cou à droite, et aussi dans les membres supérieurs et inférieurs gauches. Ces variations dans l'intensité et la localisation des contractures continuent à se manifester les jours suivants.

Le 2 décembre, apparition d'une eschare du côté gauche au lieu d'élection, en même temps la malade se plaint de vives douleurs dans le membre du côté droit. État général assez bon. Intelligence conservée.

Jusqu'au 2 janvier, état stationnaire; mais à partir de cette époque jusqu'au 7 mars, époque de la mort, il se manifeste des signes non douteux de myélite latérale double avec prédominence à gauche et compliquée de troubles trophiques des muscles des membres et de la peau. (Voir CHARCOT, leçons sur les maladies du système nerveux.)

Examen de l'encéphale. — Suffusion sanguine et séreuse des méninges. Les artères de la base ne présentent pas d'athérôme. Quelques anévrysmes miliaires à la surface des circonvolutions.

Hémisphère droit. — A la surface pariétale de cet hémisphère, *on trouve à la partie postérieure de la circonvolution frontale supérieure, au niveau même du point où elle s'implante sur la circonvolution marginale antérieure, une petite dépression* formée par la *substance grise* corticale amincie *et légèrement colorée en jaune.* Cette dépression correspond à un *foyer hémorrhagique*, de la grosseur d'une petite noix. (*Voir la planche.*)

A la coupe, ce foyer paraît constitué par un *caillot en voie de régression, déjà sensiblement décoloré, et qui s'étend par en bas dans l'épaisseur de la couronne rayonnante, jusqu'à un centimètre environ au-dessus du noyau extra-ventriculaire du corps strié, lequel n'est point touché.*

On rencontre en outre, disséminés dans l'épaisseur de la substance de ce lobe, deux ou trois foyers ocreux, de très-petites dimensions.

Hémisphère gauche. — Rien à la surface des circonvolutions.

Dans l'épaisseur de la substance blanche, petits foyers de ramollissement miliaire.

De plus, en-dessus de l'insula de Reil, et dans le voisinage de l'avant-mur et intéressant la partie antérieure de la capsule interne, on trouve un foyer ocreux considérable.

Nombreux anévrysmes dans le voisinage du corps strié.

Cervelet. — Sain.

Protubérance et pédoncules. — Sur la partie médiane de la face inférieure du pédoncule cérébral gauche, on trouve une ligne grise très-nette (dégénération descendante). Cependant la moitié correspondante de la protubérance ne présente pas d'asymétrie très-nette.

Dans le bulbe, la pyramide antérieure du côté droit est grise et atrophiée.

Dans la moelle, on trouve une dégénération secondaire très-nette au lieu d'élection à droite, et, une teinte un peu grise du côté opposé, dans les cordons latéraux.

L'examen microscopique fit reconnaître une double dégénération descendante, plus marquée et plus ancienne à droite, plus récente et aussi moins accusée à gauche.

La substance grise présentait en outre des traces évidentes d'irritation par propagation.

Dans l'observation suivante qui offre avec la précédente beaucoup d'analogie, la lésion siégeait un peu plus bas et plus en avant :

Obs. II. — *Plaque jaune ancienne entre la première et la seconde circonvolution frontale près de la circonvolution ascendante antérieure. Épilepsie débutant par des convulsions partielles dans le membre supérieur du côté opposé.*

Corbrais, 44 ans, entrée le 11 juillet 1863, salle Saint-Alexandre, n° 10 (service de M. Charcot.)

Pas de parents épileptiques. Antécédents de scrofule, gourmes, tuméfactions ganglionnaires; à 19 ans coxalgie, guérie par ankylose.

Les règles n'apparurent qu'à 21 ans. Des six enfants, quatre sont morts; et parmi les deux survivants, une fille de 11 ans souffre de maux de tête, d'éblouissements, et est sujette à des attaques épileptiformes. C. est encore réglée.

Le 16 août 1862, elle était au lavoir, lorsque, après avoir senti des fourmillements dans le bras et la jambe gauches, et éprouvé des éblouissements, elle se trouva subitement paralysée du côté gauche, sans perte de connaissance, mais avec abolition de la parole.

Cet état a cédé rapidement et la parole est revenue, mais non le mouvement. *Trois mois après*, elle eut, suivant son expression, *des attaques de son bras paralysé.* Celui-ci était pris, environ tous les huit ou quinze jours, de secousses *convulsives localisées.*

État actuel au 4 juillet 1863. — Intelligence et parole très-nettes.

Paralysie, avec flaccidité dans tout le côté gauche du corps et de la face; pupilles égales, pas de troubles de la vue.

Sensibilité générale et spéciale intactes. Différence considérable entre la température des deux mains, deux degrés.

Douleurs limitées au côté droit de la tête.

Lorsque les attaques convulsives doivent survenir, la malade en est prévenue par des fourmillements dans le *bras gauche* et dans les *lèvres* du même côté, et par une sensation de chaleur qui part de la main. Quelquefois, *l'aura se manifeste seule, et l'attaque avorte.*

La malade est sujette à des phénomènes nerveux qu'elle décrit ainsi qu'il suit.

Elle voit des étincelles, puis tout se met à tourner devant elle, et l'inquiétude que lui cause ce phénomène est telle qu'elle appelle à son secours. Ces symptômes sont en général précédés par une céphalalgie temporale droite, accompagnie de douleurs irradiées vers la nuque et l'occiput, et d'engourdissements de l'oreille. Souvent sentiment d'angoisse, qui part de l'épigastre, remonte vers le cou. Ces différents symptômes existent presque constamment, mais s'exaspèrent au moment des attaques convulsives.

Le 15 août, vers cinq heures, elle a été prise d'une attaque convulsive avec perte de connaissance. L'attaque a été précédée par une sensation d'engourdissement dans le bras gauche (paralysie); puis *par des mouvements d'élévation* de ce bras. Alors, est survenu un sentiment de vertige, il a semblé à la malade qu'elle roulait dans un précipice, et à ce moment elle a perdu connaissance.

La face était violacée, il y avait de l'écume aux lèvres, les yeux roulaient dans les orbites, tous les membres étaient agités de convulsions. Après l'attaque, qui a duré environ un quart d'heure, elle est tombée dans un sommeil profond sans ronflement.

Depuis cette époque jusqu'au jour de la mort, 10 octobre 1864, la malade a eu un nombre variable d'attaques, tantôt complètes, tantôt incomplètes, et pendant lesquelles il a été possible de constater que les phénomènes convulsifs *débutaient toujours par le bras gauche, qui, inerte d'ordinaire, se soulevait en masse* et devenait *le siége de mouvements de flexion et d'extension peu accentués.*

Autopsie. — Examen de l'encéphale.

Aucune coloration particulière des méninges ou de la substance propre des hémisphères.

Hémisphère gauche. — Rien de notable à la surface. Dans son épaisseur, un foyer de ramollissement a détruit tout entier le noyau extra-ventriculaire du corps strié. Mais, fait digne d'être noté, ce foyer est limité en dehors et en dedans par les capsules externe et interne complétement intactes. On sait qu'il n'existait pas de paralysie appréciable du côté droit.

Hémisphère droit. — A la surface convexe de cet hémisphère, sous la pie-mère, on trouve que l'intervalle compris entre *la première circonvolution frontale et la seconde, dans son tiers postérieur* confinant à la circonvolution ascendante antérieure, est le siége d'une altération caractérisée par de l'atrophie de la substance corticale, et une coloration jaunâtre. Cette lésion ne va pas tout à fait jusqu'au point où les deux circonvolutions frontales s'implantent sur la circonvolution frontale ascendante, et paraît d'ailleurs intéresser principalement la seconde circonvolution frontale. (Voir la planche.)

Une coupe verticale transversale, passant par le foyer, démontre que la lésion intéresse toute la base de la deuxième circonvolution frontale, et s'étend à travers la couronne rayonnante, jusqu'au ventricule latéral où le foyer se trahit sous l'épendyme, par une tache de coloration jaunâtre et de la dimension d'une amande. L'épendyme n'était pas *perforé.*

Le corps strié, le lenticulaire et la couche optique ne sont pas affectés.

J'ai autrefois recueilli l'observation suivante dans le service de M. Charcot, qui a dessiné lui-même le foyer hémorrhagique très petit qui se trouvait sur la circonvolution pariétale ascendante.

Obs. III. — *Attaques d'apoplexie, convulsions épileptiformes, petit foyer dans la partie supérieure de la circonvolution pariétale ascendante.*

Reugnet, âgée de 61 ans, entre le 22 février 1867 à l'infirmerie de la Salpêtrière, service de M. Charcot.

Cette femme avait déjà séjourné à l'infirmerie dans les quinze derniers jours de décembre 1866. Voici la note recueillie à cette époque :

« Femme sujette depuis longtemps aux maux de tête; elle se dit paralysée depuis six mois : à cette époque, elle fut prise subitement d'étourdissements, dans l'escalier; elle put cependant remonter chez elle; il n'y a pas eu de perte de connaissance ni de chute, elle a pu s'asseoir; sa langue fonctionnait mal, dit-elle.

Le lendemain, la malade a pu aller à pied à l'hôpital voisin de sa demeure; ce même jour, elle a commencé à s'apercevoir d'un certain affaiblissement du côté droit accompagné de tremblement de ce côté.

13 décembre. — Ce matin la malade a été prise à sept heures d'un accès caractérisé par des mouvements convulsifs de la face, affectant la *forme du tic avec sensations de fourmillements; le bras droit était en même temps agité de mouvements convulsifs.*

État actuel. — Déviation de la face du côté gauche, angle naso-labial gauche un peu plus prononcé que le droit; commissure gauche un peu plus élevée que la droite; pas de déviation des yeux, pas d'inégalité des pupilles. Langue très-légèrement déviée à droite.

Le bras droit offre une certaine raideur musculaire ; il exécute des mouvements volontaires assez étendus; la malade serre de ce côté bien plus faiblement que du côté gauche.

Membres abdominaux. — La sensibilité est également et faiblement émoussée des deux côtés.

Les mouvements volontaires sont affaiblis, mais ils peuvent cependant s'exécuter.

Temp. du rectum, 37° c.; temp. main droite, 34°,8; temp. main gauche, 35° c.

Quinze jours après, la malade a quitté l'infirmerie sur un brancard; elle ne s'était pas relevée depuis son attaque du 13 décembre; elle gâtait depuis cette époque.

Le 22 février, à deux heures, après son repas qui a été ordinaire, la malade a été prise d'une attaque : dès le début elle a eu des convulsions cloniques; un quart d'heure après le début, je l'ai observée dans l'état suivant :

Perte de connaissance, mouvements oscillatoires de la tête; les deux sterno-mastoïdiens sont convulsés. Les yeux sont ouverts, fixes et regardent à droite; les pupilles sont immobiles, peut-être un peu contractées. Les muscles sourciliers et frontaux et les divers muscles de la face, surtout du côté gauche, sont agités de convulsions qui ont lieu en même temps; on en compte environ 160 par minute; les mouvements oscillatoires de la tête sont beaucoup moins fréquents. La commissure labiale est fortement tirée à gauche; il existe donc une paralysie du côté droit de la face.

On observe les convulsions du grand pectoral surtout prononcées à gauche et synchrones avec celles de la face.

Les deux membres supérieurs, surtout le droit, sont agités de mouvements convulsifs non synchrones avec ceux de la face. *Ces mouvements sont de beaucoup plus prononcés du côté droit.*

Au bout de quelque temps, les mouvements augmentent

du côté gauche sans cependant atteindre l'intensité de ceux du côté droit, puis la malade est prise de convulsions générales qui affectent la forme clonique, et les membres inférieurs, qui jusque-là étaient restés immobiles, sont convulsés.

Par moments, il survient une résolution complète, les convulsions disparaissent complétement; cette période de calme dure quelques minutes et une nouvelle période de convulsions cloniques recommence; alors, il y a du laryngisme.

Le pouls atteint 148 pulsations dans le moment qui suit immédiatement la période convulsive.

La température rectale est de 38°,8.

Les mouvements convulsifs siégent surtout à droite.

La compression d'une carotide arrête au bout de quelques secondes les mouvements convulsifs; la suspension de la compression les laisse réapparaître également au bout de quelques secondes. Il semble que la compression de la carotide gauche, côté opposé à la paralysie, est plus efficace que celle de la droite.

A 10 heures du soir, le thermomètre marquait 40 degrés, à la fin de l'accès la malade n'avait plus de mouvements convulsifs de la face et fumait la pipe des deux côtés.

Le 23 février, la malade est dans le même état que dans les moments de calme hier soir; elle n'a pas repris connaissance depuis; la face est tournée à gauche, les yeux roulent en tout sens, surtout du côté droit (sorte de nystagmus). Les narines sont pulvérulentes. La malade ne répond pas aux questions qu'on lui pose; la sensibilité semble conservée partout; le membre inférieur droit n'est pas plus chaud que le gauche; le bras droit est rigide dans l'extension; on peut le fléchir, mais abandonné à lui-même il reprend bientôt sa rigidité.

Quand on pince la malade, elle exécute quelques mouvements volontaires. La pupille gauche est plus étroite que la droite. Il y a une différence de température appréciable sans le secours du thermomètre entre les deux mains; la droite est plus chaude et couverte d'une moiteur qu'on ne trouve pas de l'autre côté.

Le pouls donne 100 pulsations irrégulières.

Bien que la malade n'ait eu aucun mouvement convulsif depuis hier soir et que tous ses membres soient flasques excepté le droit, la température rectale n'a pas variée, elle est de 40°.

Le soir, la respiration est précipitée (60).

P. 112. T. r. 41.

La malade n'a pas repris connaissance; la face est chaude, un peu violacée; elle fume la pipe surtout du côté droit; les dents sont serrées.

Les pupilles n'ont pas varié; la sensibilité est la même. Le membre supérieur droit est un peu plus rigide que le gauche; l'inférieur gauche est un peu rigide; l'inférieur droit est flasque.

Main droite : T. 37° (36°,2 une demie-heure plus tard).

Main gauche : 39°,2.

24 février. — Tous les membres sont flasques; il y a peut-être cependant un peu de rigidité dans le coude droit. Respiration stertoreuse et un peu de râle laryngo-trachéal. La tête et les yeux sont déviés à gauche.

Il n'y a pas eu de mouvements convulsifs; il existe une teinte violacée générale; sigillations sur les membres inférieurs.

T. R. 42. Le pouls est insensible à droite et à gauche.

T. main droite, 33. T. main gauche, 35,3. Respiration, 44.

La soir, à 7 heures 1/2, quelques minutes avant la mort, rares mouvements respiratoires; les pincements ne sont plus perçus. Il n'y a pas de rigidité d'aucun côté. La face est pâle. T. R. 42,05. La malade meurt pendant l'application du thermomètre.

Autopsie. — Encéphale. La boîte cranienne ni la dure-mère ne présentent rien de particulier.

Les artères de la base sont en général dilatées; le tronc basilaire surtout est dilaté et flexueux. On y constate quelques points atheromateux très-minimes qui, vu la dilatation artérielle, ne peuvent diminuer le colitre des vaisseaux.

La bulbe et la protubérance sont le siége d'une vascularisation et d'un ramollissement très-léger. Une coupe de la protubérance montre de très-nombreux anévrysmes généralement petits, quelques-uns gros comme des grains de millet.

L'hémisphère gauche présente, près la scissure interhémisphérique sur la circonvolution pariétale ascendante, un foyer de couleur ochreuse un peu déprimé (ne ressemblant pas à une plaque jaune). Ce foyer, qui a peu de profondeur, est *entouré d'une membrane kystique plissée*, et l'examen microscopique y fait constater des anévrysmes dans ses parois, de nombreux cristaux d'hématoïdine et des amas de pigment de couleur jaune; il n'y a pas de ramollissement ni d'inflammation périphériques. Les noyaux intra-ventriculaire et extra-ventriculaire du corps strié renferment un petit foyer hémorrhagique ochreux; alentour, nombreux anévrysmes.

L'examen microscopique des vaisseaux du corps strié montre que beaucoup d'entre eux présentent, à un degré avancé, l'altération scléreuse. Sur quelques vaisseaux on a vu des dilatations moniliformes avec épaississement considérable de la paroi, nombreux anévrysmes miliaires de toutes grosseurs dans le corps strié. Le tissu nerveux cérébral périphérique a paru sain. Dans la bulbe et dans les régions cervicales de la moelle on peut remarquer de nombreux corps granuleux.

Un petit anévrysme existait sur la moelle cervicale, au-dessous de l'entre-croisement, au niveau du sillon médian antérieur, dans l'épaisseur de la méninge.

Le cœur est normal, il n'est pas graisseux, poids, 270; les orifices sont sains.

Orifice aortique, 7,5; orifice pulmonaire, 8 centimètres; orifice métral, 9 centimètres; orifice transpide, 9c,5.

La crosse de l'aorte et l'aorte thorocique sont assez notablement athéromateuses; on y voit des plaques généralement petites, isolées, un peu saillantes, non ulcérées; toutefois l'aorte a conservé une notable portion de son élasticité.

Les poumons sont sains.

La rate et le foie sont normaux.

Les reins ne présentent pas d'atrophie sénile, ils pèsent 270 grammes.

Rien de notable ailleurs.

Cette longue observation peut se résumer ainsi :

Il paraît certain que le petit foyer du corps strié répond à l'ancienne attaque d'apoplexie.

Le foyer périphérique de la circonvolution pariétale ascendante gauche correspond à la deuxième attaque d'apoplexie (13 décembre), qui s'est accompagnée de mouvements épileptiformes, à droite.

Le 22 février, attaque épileptiforme très-violente, dans laquelle les convulsions prédominent à droite.

Je pourrais emprunter à la littérature un certain nombre de cas également probants, on en trouvera plusieurs dans les *Indications bibliographiques*, je donne ici le suivant en *abrégé* : il représente de l'intérêt à cause de la circonscription de mouvements dans un petit groupe de muscle. La lésion est aussi très-localisée.

Obs. IV. — H. Jackson, cité par Bernhardt, *Archiv für Psychiatrie*, IV, p. 713.

Tuberculeux de vingt-deux ans chez lequel on observait, de temps à autre, des mouvements spontanés ayant pour siége l'articulation métacarpo-phalangienne du *pouce*, en même temps qu'une sensation d'engourdissement partait du bras pour envahir tout le corps. De temps à autre, il y avait en outre perte de connaissance. Dans le cerveau (de ce malade), *qui ne présentait pas d'autres lésions*, il trouva un tubercule arrondi, du volume d'une noisette, qui avait pour siége la substance grise de la *partie postérieure de la troisième circonvolution frontale droite.*

On a pu remarquer que dans les dernières observations, la lésion n'occupe pas avec une exactitude géométrique le point qu'on aurait pu prévoir d'après les résultats de l'expérimentation ches le singe. Il ne faut pas trop s'arrêter à des différence de détail. J'aurai plus loin occasion d'expliquer en partie ces divergences entre la théorie et les faits. D'ailleurs dans quelques cas, la concordance, notamment a été plus parfaite.

Dans le suivant, qui, observé par M. Hitzig, à été publié par lui peut de temps après ses premières recherches expérimentale :

Obs. V. — *Abcès de la couche corticale du cerveau* (*Archiv für Psychiatrie*. Bd. III, p. 231).

Coup de feu du côté droit de la tête, le 10 décembre 1870, n'intéressant que les téguments. Un mois après, les dimensions de la plaie s'étaient considérablement accrues ; 7 centimètres de longueur sur 6 de largeur. Le 2 février, l'extrémité inférieure de la plaie est distant de 5 centimètres du conduit auditif externe du côté droit, son bord supérieur en est distant de 11 centimètres. Au centre de la plaie, l'os est à nu sur une surface ayant 3 centimètres de longueur et 1 centimètre /2 de largeur.

La cicatrisation de la plaie est en bonne voie, et l'os commence à se recouvrir de parties molles. État général satisfaisant.

Le 4 février 1871, dépôt blanchâtre au niveau du bord antérieur de la plaie. Céphalalgie violente du côté droit, et, dans la même matinée, accès subit de convulsions cloniques, principalement dans le domaine du facial gauche, sans perte de la connaissance.

Les mouvements spasmodiques sont surtout marqués dans

les muscles de la commissure labiale, de l'aile du nez et de l: paupière, ainsi que dans les muscles de la langue, du côt gauche. En même temps, pâleur de la face, anxiété à la fi de l'accès qui dure cinq minutes, parésie passagère des muscle précédants. Dix minutes après, mouvements cloniques moin fréquents et moins intenses dans les fléchisseurs des doigts d la main gauche, et de la moitié gauche de la langue. Poul accéléré, plus petit à droite qu'à gauche pendant l'accès tandis qu'après le contraire a lieu. Dans la même journée accès semblable au premier.

7 février. — Dépression des facultés intellectuelles. Parési des muscles innervés par le rameau inférieur du facial ave légère contracture du triangulaire, de l'orbiculaire des lèvres et des muscles de l'aile gauche du nez. Déviation de la langu à gauche, et de la luette à droite.

Le blessé eut encore plusieurs accès des mouvements con vulsifs des muscles innervés par le facial avec participatio une fois du droit interne du côté droit; une autre fois, d l'abducteur gauche. Pendant les accès, le malade peut mar cher et se servir de sa main droite sans difficulté. Les mouve ments du membre supérieur gauche sont très-limités. Il com prend et retient suffisamment ce qu'on lui dit, pour pouvoi en rendre compte après l'accès. Mort, le 10 février; élévatio de la température post-mortem.

Autopsie. — Dans les points correspondant à la plaie externe la table interne du crâne est rugueuse, traversée par des pore plus ou moins larges et recouverte d'un pus épais jaunâtre A la limite supérieure de la plaie une lamelle osseuse, ayant le dimensions d'une lentille, s'est détachée de la table interne, e n'adhère plus que par son extrémité supérieure à la tabl vitrée. Perforation en ce point de la dure-mère qui est recou verte de pus dans toute l'étendue de l'hémisphère droit Autour de la perforation dépôts noirâtres traversés par de vaisseaux en communication avec ceux de la pie-mère. Celle-c est recouverte de pus dans toute sa moitié droite. Sauf dan son tiers postérieur, elle est transformée en une couch lardacée épaisse. Le cerveau présente au niveau de la perforation de la dure-mère un abcès qui donne issue à un pus verdâtre. Bord supérieur de l'abcès à 6 1/2 centimètres de la ligne médiane, bord postérieur à 2 1/3 centimètres de la scissure de Sylvius, immédiatement au devant de la scissure de Rolando, siégeant dans le point ou la circonvolution centrale antérieure passe dans l'*opercule*, et en partie dans l'épaisseur de celui-ci. Substance cérébrale ramollie autour de l'abcès. Pie-mère adhérente au cerveau dans presque toute l'étendue de l'hémisphère droite. (*Voir la planche.*)

M. Wernher à rapporté un fait assez analogue au précédent, que je ne fais qu'indiquer ici parce qu'on le trouvera avec des détails suffisants dans la *Revue des sciences médicales* (t. I, p, 651). Il y avait des convulsions dans la face, dans les muscles du cou et dans ceux de l'avant-bras; et de l'aphasie au début. La lésion assez considérable occupait un siége inférieur à celle du cas de M. Hitzig. (Voir ma planche).

Ces centres dont nous connaissons la topographie d'une manière seulement approximative, il est vrai, mais suffisante pour les besoins de la clinique, exercent chacun, je n'ai pas besoin de le rappeler, leur action sur un groupe de muscles de l'autre côté du corps. Seuls les centres de certains groupes musculaires, notamment de ceux des lèvres et de la langue, sont unis au point de vue fonctionnel d'une manière si intime avec ceux de l'autre côté que l'excitation unilatérale provoque des contractions des deux côtés, et que l'ablation d'un seul de ces centres conjugués amène une paralysie partielle des muscles *des deux côtés* (Carville et Duret).

Sur la région faciale supérieure, l'action de l'hémisphère du *côté correspondant*, est moins nette. Cependant MM. Carville et Duret après avoir enlevé un des centres des muscles de la face, alors que le côté *opposé* était immobile, ont vu, qu'une excitation faisait contracter les paupières et les autres muscles faciaux des deux côtés; l'hémisphère du côté correspondant exerçait donc une action certaine.

Quand aux mouvements des membres, il n'y a pas de suppléance d'un hémisphère par l'autre. Mais, d'après ces expérimentateurs habiles, la portion voisine *supplée le centre absent*. Ces faits nous paraissent si importants, qu'on nous permettra d'entrer dans quelques détails,

MM. Carville et Duret, après avoir déterminé, au moyen de l'électricite, chez un chien, le centre de la patte antérieure, l'enlèvent avec une curette. Le chien, quelques heures après, fléchit en marchant le premier segment de la patte et l'appuie sur la face dorsale de l'articulation carpo-métacarpienne. C'est une paralysie incomplète, d'un caractère *particulier* que MM. Carville et Duret ont bien mis en lumière, en pratiquant comparativement l'ablation du noyau caudé du corps strié. (Cette opération fort délicate a été suivie dans un cas d'un plein succès.) Après l'ablation de ce noyau, l'animal, suivant ces auteurs que j'analyse, perdrait les mouvements d'ensemble des membres; tandis que la destruction du centre moteur de l'écorce grise produit la perte du mouvement de quelques groupes musculaires seulement, et seulement d'une manière intermittente.

Mais le point sur lequel je désire insister est celui-ci : *cette paralysie guérit au bout de quelques jours*.

On pourrait croire que c'est grâce à une action de suppléance de l'hémisphère opposé. — Il n'en est rien, car après l'ablation des deux centres symétriques, si l'animal ne succombe pas à l'encéphalite, il guérit de sa paralysie comme si l'ablation avait été unilatérale, dans un temps à peu de chose près aussi court. Evidemment, il ne peut s'agir d'une suppléance de l'un des centres par l'autre, puisque tous deux sont détruits. Aussi MM. Carville et Duret admettent-ils sans réserve une suppléance de voisinage.

Que le retour de la fonction soit dû à l'influence de la portion de l'écorce qui entoure la portion enlevée, cela me semble en effet incontestable; mais il me paraît moins bien établi que cette action mérite bien le nom de *suppléance*.

En effet, je ne suis pas convaincu que dans leur ablation, MM. Carville et Duret aient enlevé le centre fonctionnel tout entier, ou plutôt je suis certain du contraire. Je n'en veux d'autre preuve que ce passage suivant de leur mémoire : « Si après avoir recherché avec soin, à l'aide d'un courant galvanique, *toute* l'étendue de l'écorce grise qui peut, par l'excitation, produire un mouvement dans un segment quelconque des deux membres on extirpe *toute* cette surface, la paralysie est *beaucoup plus considérable;* elle est presque aussi complète que celle que détermine la destruction du noyau caudé. La *seule différence* est dans l'absence de paralysie de la face et du tronc. »

Il est donc clair qu'en n'opérant pas comme dans ce dernier cas, MM. Carville et Duret n'enlèvent ce centre des pattes que d'une manière *fort incomplète.* On m'objectera les phénomèmes de paralysie consécutifs; mais je ferai remarquer que d'après les auteurs dont je discute l'opinion, cette paralysie, d'un *caractère spécial, intermittente,* n'est pas une paralysie comparable à celle qui est le résultat de l'ablation du centre tout entier. Sans doute, l'opération mitigée lèse quelque chose, mais il me paraît douteux que les phénomènes observés chez le chien soient purement et simplement produits par une *soustraction d'action.* En d'autres termes au lieu de considérer la paralysie comme l'effet immédiat de l'ablation, je serais porté à y voir, *en partie* le résultat d'un trouble fonctionnel dans la zone périphérique à la portion enlevée par le grattage (1). MM. Carville et Duret disent que dans

(1) Il serait intéressant de varier légèrement le procédé expérimental et de voir si l'ablation avec un instrument bien tranchant est suivi identiquement des mêmes effets. Dans une conférence faite à la société de névrologie et d'électrologie de New-York (19 juin

les cas légers, la suppléance se fait *dès le 2e jour.* N'est-il pas plus naturel de supposer que le retour des mouvements normaux tient à la cessation du trouble fonctionnel qu'a dû causer ce traumatisme? Si mon hypothèse est fondée, s'il s'agit *en partie* du retour d'une fonction momentanément suspendue, désigner le phénomène par le mot de suppléance, c'est en donner une idée qui n'est pas complétement exacte.

Evidemment, dans le sens littéral du mot, on ne peut nier que la partie enlevée ait été suppléée, mais si l'ablation n'a pas été la cause exclusive du phénomène observé, si elle n'en a été qu'un des éléments, on commet une faute de logique en le rapportant tout entier à l'un de ses facteurs.

Je ne voudrais pas, d'ailleurs, qu'on exagérât ma pensée. Turner a exprimé une idée exacte en disant qu'au point de vue anatomique, deux circonvolutions voisines ne sont pas plus dissemblables que deux collines séparées par une vallée ne diffèrent entre elles au point de vue de la géologie. Il est possible que dans ces plis, mal circonscrits pour l'anatomiste, il n'y ait pas une délimitation

1874), M. le docteur Dupuy a rapporté les résultats d'expériences faites chez des Cobayes par *ablation limitée.* Il n'a constaté sur les animaux que de l'hésitation, mais pas de paralysie. M. Hitzig a noté seulement des mouvements choréiformes. (Voir mes Indic. bibliograph.) On voit qu'il y a quelques divergences entre les expérimentateurs. Elles s'expliquent sans doute par les différences de leurs procédés opératoires. Ces expériences mériteraient d'être poursuivies.

fonctionnelle infranchissable. C'est l'opinion de la plupart des expérimentateurs, celle qui se déduit de l'observation des faits cliniques : car on voit guérir des hémiplégies légères, vraisemblablement sous la dépendance d'une lésion du centre moteur de l'écorce ; mais ce n'est pas le 2e *jour*. Je suis donc loin de ne pas accepter la suppléance; seulement je crois qu'elle a des limites. Autrement, supposez qu'un centre détruit soit suppléé en un point de son voisinage, qu'une nouvelle destruction suivie d'une reconstitution nouvelle chasse ce centre de proche en proche, et voyez à quelles pérégrinations vous le condamnez.

La clinique ne permet pas d'accepter de telles suppositions. Nous connaissons les lésions étendues de l'écorce qui succèdent à un ramollissement (plaques jaunes). Or, si elles sont larges et qu'elles soient placées sur une région motrice, la fonction qu'elles ont supprimée ne se rétablit point, l'hémiplégie est incurable. — J'imagine qu'il en est de même pour les animaux s'il est possible de les garder en vie après une mutilation un peu étendue.

L'observation suivante, que m'a communiquée M. Charcot, est un des nombreux exemples d'incurabilité d'une lésion absolument limitée à l'écorce, mais un peu étendue. En voici l'abrégé :

Obs. VI. — *Destruction totale (large plaque jaune) de la circonvolution pariétale ascendante; partielle du lobule de l'insula, de la circonvolution frontale ascendante, des lobules pariétaux supérieur et inférieur. Intégrité absolue de la couche optique et du corps strié; hémiplégie permanente et dégénérations descendantes consécutives.*

La nommée D..., âgée de 74 ans (service de M. Charcot). Hémiplégie droite complète datant de six ans. Le début a été subit. La sensibilité est conservée partout; l'intelligence et la mémoire sont aussi bien conservés; succombe à une affection intercurrente.

Autopsie. — L'hémisphère droit pèse 489 grammes, tandis que le gauche ne pèse que 415 grammes. Sur ce dernier, il existe une perte de substance large et profonde qui reproduit la direction du sillon de Rolando et qui a détruit la circonvolution pariétale ascendante dans toute son étendue ainsi que les trois digitations postérieures de l'insula de Reil. La troisième circonvolution frontale est saine, la circonvolution frontale ascendante est amincie; le lobule pariétal supérieur et l'inférieur sont entamés dans leur partie antérieure. La dépression s'étend en dedans jusqu'à la grande fente antéro-postérieure qui sépare les hémisphères.

L'altération consiste en une *plaque jaune*, vestige d'un ramollissement superficiel; la plaque remplace la substance grise des circonvolutions affectées et ne s'étend pas au delà. Il est noté expressément entre autres que la couche optique et le corps strié aussi bien que le noyau lenticulaire sont tout à ait sains. Sous la plaque jaune on voit la distribution des fibres rayonnantes de la couronne de Reil.

Atrophie du côté *droit* de la protubérance.

Atrophie et dégénération de la pyramide antérieure du côté *gauche.*

En résumé, les centres moteurs des membres

sont situés vers la partie supérieure du sillon de Rolando ; le territoire des centres de la partie supérieure de la face, en arrière du sillon de Rolando et au-dessous des centres du membre supérieur. Le plus inférieur est celui des lèvres et de la langue (1), qui est situé sur la troisième circonvolution. Que dans un même territoire il y ait une certaine indifférence fonctionnelle, cela paraît prouvé par la clinique et par les belles recherches de MM. Carville et Duret : les malades à petite lésion et les animaux qui n'ont subi qu'une ablation de quelques millimètres carrés, guérissent, les seconds en peu de jours. Mais la suppléance complète d'un territoire par un autre, *après une destruction étendue,* ne semble pas actuellement démontrée.

Quelles sont les méthodes qui peuvent tendre à perfectionner nos connaissances encore rudimentaires sur les centres moteurs de l'écorce ? Le but étant de connaître la topographie du cerveau de l'homme, il semble que, la voie une fois ouverte par l'expérimentation sur l'animal, il n'y ait rien de mieux à faire que de la poursuivre chez l'homme lui-même : la nature, ainsi que l'a dit maintes fois M. Charcot, produit souvent d'une

(1) Selon que le centre des mouvements des lèvres et de la langue qui siége sur une partie de la troisième circonvolution frontale sera entamé ou non par une lésion de cette circonvolution, un embarras du mouvement des lèvres et de la langue accompagnera ou non l'aphasie. La connaissance de ce centre moteur nous fait donc voir que *l'anarthrie* n'est pas un phénomène exclusivement bulbaire.

manière admirable les expériences les plus délicates, que notre main serait dans l'impossibilité de réaliser. Observer avec soin les particularités symptômatiques, mettre en regard le siége des lésions observées sur le cadavre, telle est la méthode qui a, depuis Laennec, fourni de si merveilleux résultats et qui a permis tout récemment à M. Charcot de fonder sur une base solide la topographie fonctionnelle de la moelle épinière (1). Est-il permis d'espérer qu'appliquée à la recherche des territoires de l'écorce, elle fournira d'aussi importants résultats? Nul ne sait. On peut cependant noter dès à présent, entre les deux terrains d'investigation, quelques différences :

Dans la moelle, les lésions les plus communes se font d'une manière *systématique*; celles qui l'envahissent par îlots, d'une manière irrégulière (sclérose en plaques), sont plus rares. Au contraire, les maladies les plus fréquentes des circonvolutions sont les ramollissements, c'est-à-dire que les lésions des vaisseaux dominent leur pathologie. Evidemment l'envahissement irrégulier et capricieux d'un territoire fonctionnel est une condition défavorable pour l'étude.

En se bornant exclusivement aux faits pathologiques on s'exposerait à une erreur qu'il ne faut pas négliger de mentionner, car elle a eu une influence

(1) Voir ses *Leçons sur les maladies du système nerveux* et les travaux faits sous sa direction par M. Pierret (*Archives de physiologie*, années 1872-74).

fâcheuse sur les progrès des localisations cérébrales, je veux parler de la difficulté qu'il y a parfois à savoir, dans une lésion et dans la zone qui l'entoure, quelle portion a perdu ses fonctions, dans quelle autre elles sont excitées (1). Les lésions expérimentales présentent plus de netteté sous ce rapport.

Pour toutes ces raisons, nous croyons qu'on aurait tort de se priver de l'expérimentation chez le singe ; il y a bien quelques doutes sur *l'équivalence* de certaines circonvolutions d'une importance secondaire ; mais en revanche, grâce à l'expérimentation, l'observation peut être répétée et variée à volonté, ce qui n'est pas une condition à dédaigner.

(c) *Des centres sensitifs et sensoriels.*

Nos connaissances sur les localisations fonctionnelles dans le reste de l'écorce sont minimes ; l'expérimentation a prouvé que l'écorce n'est pas excitable en dehors des territoires susmentionnés ; l'anatomie, en nous montrant la terminaison dans le lobe occipital des fibres sensitives et

(1) Il y a encore bien d'autres causes d'erreur : M. Samt (*Archiv für Psychiatrie V. Heft 1*), fait remarquer que si les territoires sont inégalement excitables, une lésion n'agira pas sur eux en raison directe de sa proximité, et qu'elle ira exciter un centre même éloigné. Si cette vue est exacte, et pour ma part, je suis porté à le croire, on expliquerait ainsi sans doute la fréquence des convulsions dans le membre supérieur, même lorsque les lésions sont éloignées du centre moteur de ce membre.

sensorielles (voir le commencement de ce chapitre), fournit seule des notions importantes sur les fonctions probables de ces lobes. Les faits cliniques ne sont pas en opposition avec l'hypothèse que les lobes occipitaux sont le siége de la sensibilité (1). Depuis longtemps on avait noté l'absence d'hémiplégie avec des ramollissements *étendus* des lobes postérieurs. Ces faits ont été décrits sous le nom de *ramollissements latents* (2). Ils paraissent trouver aujourd'hui une explication naturelle : la fugacité ou l'absence de paralysie s'explique parce que les lobes postérieurs n'ont pas de fonctions motrices, l'absence de douleur parce que les centres sensitifs ont été détruits ; théoriquement, il devait exister une anesthésie notable ; elle n'a pas été, sans doute, recherchée avec un soin suffisant (3). Théoriquement aussi, des douleurs *ont pu* précéder l'anesthésie, car le ramollissement est précédé d'une période d'ischémie au début de laquelle les fonctions sont plutôt excitées qu'abolies ; mais il est possible que cette période ait coexisté avec la périodique apo-

(1) Des tumeurs des lobes occipitaux ont pu donner des convulsions ; il est probable que c'est par action réflexe. Un fait de ce genre a été rapporté récemment par Karrer (*Berliner klinische Wochenschrift*, 1874, n° 31). C'est de la même manière que s'explique l'effet de la piqûre d'une partie occipital chez le lapin (Nothnagel. *Virchow's Archiv*, LVIII, p. 420).

(2) Voyez Andral (*Cliniq.*, t. V), qui rapporte trois cas de ramollissement n'ayant donné lieu qu'à une hémiplégie transitoire.

(3) Je crois savoir que M. Charcot a vu deux fois dans des ramollissement superficiels du lobe occipital avec des *hallucinations de la vue*, des *engourdissements* dans le bras du côté opposé à la lésion.

plectique, de telle sorte que l'absence de douleurs ne saurait nous surprendre.

L'anesthésie, et surtout l'anesthésie sensorielle, étant d'une observation difficile chez l'animal, c'est la pathologie qui pourra nous apprendre s'il y a aussi dans l'écorce occipitale des territoires distincts. Sous ce rapport, tout est à découvrir. M. Bastian admet que les lobes postérieurs seraient le siége des plus hautes fonctions intellectuelles, contrairement à l'opinion générale qui les place surtout dans les lobes antérieurs. M. Jackson prétend que les lésions des lobes postérieurs, *surtout du droit*, déterminent des symptômes intellectuels plus accusés que les lésions des lobes antérieurs. Jusqu'à présent, je crois que ces vues ne sont partagées que par un petit nombre de médecins.

Du faisceau sensitivo-sensoriel de la couronne de Reil. — Si nous ne connaissons pas encore d'une manière complète la terminaison des fibres sensitives et sensorielles dans l'écorce, nous avons au moins des notions précises sur la situation de ces fibres dans le pied de la couronne rayonnante. J'y ai fait déjà allusion à plusieurs reprises; il convient ici d'insister davantage.

Sur une coupe transversale du cerveau faite, un peu en arrière des tubercules mamillaires, on aperçoit, en procédant de dedans en dehors : 1° deux îlots de substance grise; l'inférieur, le plus volumineux, est la couche optique; l'autre, immédiatement au-dessus plus en dehors, beaucoup moins volumineux, est le prolongement postérieur du noyau intra-ventriculaire du corps strié ou *noyau caudé*; 2° en dehors, une bande de substance blanche les limitant; c'est la *capsule interne*; 3° plus en dehors et plus bas, le noyau extra-ventriculaire du corps strié ou *noyau lenticulaire*; 4° en dehors encore, une bande de substance blanche, *capsule externe*.

On appelle *pied de la couronne rayonnante* la partie supérieure de la capsule interne, au moment où elle s'épanouit en éventail, en formant ce que des anatomistes ont appelé *le grand soleil de Reil*.

La partie postérieure de ce *pied* constitue le faisceau commun de toutes les fibres sensitives et sensorielles, au moment où elles vont se recourber pour pénétrer dans le lobe occipital (1). Une lésion quelconque siégeant à ce niveau, pourvu qu'elle interrompe le fonctionnement de ces fibres, produira donc une anesthésie qui aura pour caractères d'être unilatérale et de porter à la fois sur toutes les espèces de sensibilités : la sensibilité cutanée, dans ses divers modes, sera diminuée ou même abolie sur la moitié opposée du corps, face comprise (*anesthésie dimidiée*), et non-seulement la sensibilité cutanée, mais les sensibilités spéciales of-

(1) Voir dans l'ouvrage de M. Huguenin une très-bonne figure montrant cette disposition (*fig.* 82, p. 119). Je ne crois pas qu'elle ait été vue avec netteté sur le cerveau de l'homme, mais Meynert, qui l'a découverte, l'a constatée sur des coupes faites sur le cerveau du inge. On sait que la partie antérieure de la couronne est motrice.

friront une altération parallèle. Dans un excellent article sur la structure de l'axe cérébro-spinal, M. P. Berger, se plaçant au point de vue des idées qui ont cours en anatomie normale, trouve que l'interprétation de ces faits est encore obscure : « Comment, dit-il, le nerf optique et le nerf olfactif peuvent-ils être en rapport avec l'hémisphère opposé ? Le chiasma olfactif n'est point encore démontré et nous verrons plus loin que l'anatomie normale ne peut assigner comme conséquence à une lésion cérébrale unilatérale que l'hémiopie et non la paralysie croisée. »

Il est vrai que les tentatives faites pour faire accepter un entrecroisement *complet* (Michel, Mandelstamm) du nerf optique au niveau du chiasma n'ont pas abouti et qu'on s'en tient actuellement à la doctrine classique. De l'avis des ophthalmologistes les plus autorisés, une lésion de l'une des bandelettes détermine une *hémiopie* (1). D'un au-

(1) Voyez sur ce sujet une récente note de M. le docteur Abadie (*Progrès*, 1875, p. 106), résumant parfaitement l'état actuel de la question. Nous avons en outre pris connaissance du Mémoire de Schœn (*Archiv. der Heilkunde*, 1875, Heft 1). La lecture très-attentive de son Mémoire n'a pas modifié notre opinion. Un ophthalmologiste de beaucoup de talent, le docteur Landolt, se prononce aussi d'une manière catégorique pour la théorie que nous soutenons, en se fondant surtout sur des faits importants qu'il a bien voulu nous faire connaître dans une note que nous insérons plus loin. Il nous a fait observer que sans doute beaucoup de cas ont été à tort rangés sous le nom d'hémiopie. La véritable hémiopie est caractérisée par la perte de deux moitiés (ou au moins de deux parties égales du champ visuel des deux yeux). Sont ainsi exclus de l'hémiopie tous les troubles de la vision qui n'attaquent qu'un seul œil. Nous en

tre côté, des faits cliniques positifs nous montrent qu'une lésion de la partie postérieure du pied de la couronne rayonnante est accompagnée d'amblyopie ou d'amaurose du côté opposé ; il faut donc nécessairement supposer, ainsi que l'a soutenu M. Charcot, qu'il se fait dans les centres, en un point compris entre l'origine apparente des bandelettes et le pied de la couronne, un nouvel entrecroisement *partiel* complétant ce que l'entrecroisement au niveau du chiasma a d'incomplet, et ramenant ainsi le nerf optique aux conditions normales des autres nerfs. Il est facile, à l'aide d'une figure, de se rendre compte de cette disposition : on peut la résumer en disant que celle des deux moitiés du nerf optique qui, à cause de l'imperfection de l'entrecroisement. ne gagne pas directement le centre par la bandelette du côté opposé, prend, pour arriver à ce centre, le chemin détourné de la bandelette qui est du même côté que lui.

Quant à l'entrecroisement des nerfs olfactifs, il doit exister *complet* dans le cerveau. Meynert, dit M. Berger, admettrait « le passage des fibres olfactives d'un des lobes au lobe sphénoïdal du côté opposé à travers la commissure antérieure ; cette hypothèse ingénieuse ne repose pas sur des faits précis d'anatomie. » Nous le reconnaissons volon-

excluons également les phénomènes de lumière subjective (comme le *Flimmerscotome*, que Schœn admet encore comme une espèce d'hémiopie), les cercles et les croissants lumineux, les figures de fortification observés dans certains cas de migraine.

tiers; mais un entrecroisement dans les centres, partiel pour les nerfs optiques, complet pour les nerfs olfactifs, est un *postulatum* qui, sans doute, ne tardera pas à passer à l'état de fait démontré.

Si la lésion siége beaucoup plus bas, sur le pédoncule lui-même, l'anesthésie de la sensibilité générale sera la même que dans le cas précédent, mais l'anesthésie de l'œil et de l'odorat fera défaut; on le comprend, car avant que le pédoncule ait pénétré dans l'hémisphère, les fibres centrales des deux premières paires ne sont pas encore accolées aux autres fibres sensitives.

En outre, si la lésion se rapproche de la protubérance, il y aura paralysie alterne du nerf moteur oculaire commun. L'observation de Weber en est une preuve; je donne un résumé de cette intéressante observation, peu connue en France, dans mon index bibliographique, mais je croirais sortir de mon sujet en y insistant ici.

§ II. — LOCALISATIONS FONCTIONNELLES DANS LE CORPS STRIÉ.

Si j'avais eu pour but d'exposer l'état actuel de la physiologie du cerveau, j'aurais consacré quelques développements aux ganglions (corps strié, couche optique, tubercules quadrijumeaux). Mais ainsi que je l'ai déjà dit, je n'emprunte à la physiologie que les seules notions qui peuvent être immédiatement utilisées pour le diagnostic du siége des lésions cérébrales. Aussi serai-je ici forcément très-bref : que le corps strié soit en rapport avec la motilité, c'est un fait que prouvent à la fois les expériences (1) et la clinique. Mais les caractères différentiels de l'hémiplégie produite par la lésion de cet organe ne sont pas encore suffisamment établis pour avoir permis, jusqu'ici, de la distinguer de l'hémiplégie causée par une lésion de la couche optique. Je sais bien qu'on a voulu leur assigner quelques différences : M. Gintrac a dit que, toutes choses égales, la paralysie faciale serait plus marquée quand la lésion occupe le corps strié que lorsqu'elle siége dans la couche optique. Mais ce fait aurait besoin d'être vérifié avant d'être admis comme exact.

Dans leurs expériences sur les animaux, quelques physiologistes ont trouvé le corps strié excitable. M. Burdon-Sanderson a même prétendu, il n'y a pas encore fort longtemps, que l'excitation de la

(1) Les deux noyaux du corps strié ont pu être détruits chacun isolément par M. Nothnagel (*Virchow'o Archiv.* Bd. LX), qui a pratiqué ses expériences seulement chez le lapin. Après la destruction des noyaux lenticulaires, les animaux sont privés du mouvement volontaire. Il admet, en conséquence, que ces noyaux constituent un carrefour où passent tous les nerfs des impulsions psycho-motrices. Quant aux noyaux caudés, ils seraient en rapport avec les mouvements combinés qui peuvent être excités par une influence psychique, mais qui peuvent contiuner automatiquement. MM. Carville et Duret n'ont pas fait d'expériences sur ces derniers noyaux; mais les résultats qu'ils ont obtenus après l'ablation du noyau caudé ne paraissent pas en parfaite harmonie avec ceux de M. Nothnagel. — Sur l'historique de la méthode des injections interstitelles, voir un article que j'ai publié dans la *Gazette médicale de Paris*, 1873, p. 251.

surface des hémisphères n'agissait que sur les corps striés (!). En excitant ces organes chez un chien, avec le courant induit, M. Ferrier a obtenu la contraction de tous les muscles de l'autre côté du corps, d'où pleurostotonos très-rigide (la contracture des fléchisseurs l'emportant sur celle des cotenseurs); chez le lapin, le pleurostotonos n'est pas très-marqué; mais il y a rotation de la tête vers le côté opposé et contraction des muscles des mâchoires. M. Nothnagel (*Virchow's Archiv*. Bd LVII) a même décrit chez le lapin, sous le nom de *nodus cursorius,* un point dont la piqûre détermine un mouvement de propulsion. Ces faits ne paraissent pas avoir leur analogie dans la pathologie humaine.

§ III. — DANS LA COUCHE OPTIQUE.

Malgré de récents travaux, les fonctions de la couche optique sont également obscures. D'après Ferrier, l'excitation des couches optiques ne produit ni mouvement ni phénomène de douleur; il pense que la paralysie qu'il a observée à la suite de la lésion de cette partie doit être attribuée à la lésion des fibres nerveuses des pédoncules sous-jacentes.

M. Nothnagel, qui s'est livré aussi à un certain nombre d'expériences, à l'aide des injections interstitielles, a obtenu les résultats suivants (1) :

(1) *Virchow's Archiv*. Bd. LXII.

Dans un certain nombre d'expériences, il est arrivé à détruire plus ou moins complétement les couches optiques de chaque côté chez des lapins ; or jamais, dans ce cas, il n'a observé le moindre trouble dans l'exécution des mouvements volontaires ; chez ces animaux, pas de traces de paralysies des extrémités ni des muscles du tronc. Absence de déviation des extrémités inférieures, de la colonne vertébrale, de la tête ; la sensibilité cutanée demeurait intacte. Le seul fait anormal que révèle un examen plus minutieux consiste en ce que l'animal ne retire point sa patte quand on attire celle-ci avec précaution en avant ou latéralement. Encore ce phénomène ne se produit-il que quand la destruction des couches optiques est complète. Lorsque celle-ci ne porte que sur la couche optique d'un seul côté, le phénomène ne s'observe que sur l'extrémité antérieure du côté opposé. Les animaux survivent pendant des semaines à l'opération. A l'autopsie, on ne trouve, outre la destruction des couches optiques, que des noyaux d'hémorrhagies du volume d'une tête d'épingle, et dont la production n'est pas constante.

Dans une autre série d'expériences, M. Nothnagel pratique la destruction simultanée des couches optiques et des noyaux lenticulaires de chaque côté ; les effets qu'il avait obtenus précédemment à la suite de l'extirpation des noyaux lenticulaires n'étaient en rien altérés par la destruction simultanée des couches optiques. Les animaux sont toujours dans une immobilité absolue; mais quand on les excite d'une façon quelconque, et surtout quand on leur pince la queue, ils font un saut machinal pour redevenir inertes; ils n'ont ni anesthésie ni paralysie motrice, mais sont incapables d'exécuter des mouvements volontaires par suite de l'extirpation des noyaux lenticulaires, tandis que les mouvements reflexes ont lieu avec la même précision que si les couches optiques étaient intactes.

Dans une 3e série d'expériences, M. Nothnagel a détruit simultanément l'un et l'autre noyau caudé, ainsi que les couches optiques, sans toucher aux noyaux lenticulaires. Dans ce cas, les mouvements volontaires sont absolument conservés; la sensibilité de la peau est intacte et l'attitude au repos ne présente rien d'anormal. Seul le défaut de réaction de la part des animaux s'observe quand on attire leurs pattes en avant ou latéralement.

Dans le cas de destruction complète de la couche optique d'un seul côté, les mouvements volontaires et la sensibilité cutanée demeurent, comme il a été dit, absolument intacts.

Le défaut de réaction que nous avons signalé précédemment s'observe sur l'extrémité antérieure du côté opposé. Quand une portion plus ou moins considérable de la couche optique échappait à la destruction, certains animaux avaient la tête tournée d'une façon permanente du côté opposé, quoiqu'il leur fut possible de la porter du même côté. La colonne vertébrale subissait une incurvation dont la concavité regardait le côté opposé à la lésion ; les animaux exécutaient un mouvement de manége dans le même sens, et on observait de plus du nystagmus.

De ces faits, l'auteur se croit autorisé à tirer les conclusions suivantes :

1° Les voies de conduction de l'innervation motrice volontaire ne passent point par les couches optiques ; la destruction de celles-ci n'entraîne point de paralysie motrice ;

2° Les voies qui conduisent les impressions sensorielles à leur centre de perception ne passent pas, ou du moins ne passent qu'en partie par les couches optiques.

Ces conclusions contredisent par conséquent l'opinion professée par la plupart des physiologistes, entre autres par Flourens, par Longet et par Schiff, qui admettent que les lésions des couches optiques entraînent à leur suite la paralysie motrice de certains groupes musculaires. Par contre, elles sont en harmonie avec les idées de Meynert, qui considère les couches optiques comme complétement étrangères à la conduction des impulsions motrices volontaires. Selon lui, elles se trouvent reliées anatomiquement : 1° à la surface sensitive périphérique par voie centripète ; 2° aux muscles par voie centrifuge; 3° à la substance corticale du cerveau, probablement par voie centripète. Meynert construit donc le schéma suivant : les couches optiques sont les organes des mouvements inconscients reflexes, qui se produisent à la suite d'excitations venant de la périphérie. Mais en même temps les résultats de ces excitations périphériques élaborés par les couches optiques sont transmises par voie centripète à la couche corticale du cerveau, où ils sont fixés dans les cellules ganglionnaires sous formes d'*images de ces mouvements produits*. Ces images rendent possible dans la suite la production de mouvements conscients volontaires. S'il en est ainsi, un animal privé dès sa naissance de ses couches optiques, devra être incapable d'exécuter des mouvements volontaires.

Le défaut de réaction observé chez les animaux privés de leurs couches optiques, et dont on place les membres dans une situation anormale, est attribué par M. Nothnagel à l'abolition du sens musculaire. D'où il résulte que la conservation de ce dernier est lié à l'intégrité des couches optiques, et que celles-ci sont le lien de production des mouvements inconscients qui correspondent aux impressions sensorielles périphériques.

Nous ne sommes pas en état de critiquer les expériences précédentes. Beaucoup d'éléments nous manquent pour cela; et nous n'avons aucune raison pour rejeter de parti pris les idées fort ingénieuses de M. Meynert sur les couches optiques. Il est possible qu'elles trouvent un jour dans la clinique un solide appui. Déjà M. Meynert a publié deux observations intéressantes sous ce rapport et que l'on trouvera aux *Indications bibliographiques.* Mais il faut bien avouer que la plupart des faits cliniques, soit faute d'une observation bien dirigée, soit parce qu'ils sont habituellement complexes n'ont pas encore confirmé la théorie.

Ils sont au moins en parfaite concordance avec elle, quant à la persistance de la sensibilité après la destruction de la *partie antérieure* de la couche optique. Cette restriction est importante, la lésion de la partie postérieure déterminant nécessairement de l'anesthésie à cause du voisinage du faisceau sensitif dont il a été question précédemment; c'est ainsi que s'expliquent les faits assez nombreux où l'on voit des lésions de la couche optique coexister avec une anesthésie plus ou moins complète (1). Ce n'est pas à cause de la lésion de ce ganglion que la sensibilité est abolie; c'est parce qu'en même temps, il existe une lésion plus ou moins étendue de la partie de l'expansion pédonculaire qui comprend tout le faisceau sensitif. S'il pouvait à cet égard rester quelques doutes, il me suffirait de rappeler les résultats fort nets des expériences de M. Veyssière, et surtout les faits cliniques qui montrent avec l'*intégrité* de la couche optique une hémianesthésie très-accusée.

Les observations suivantes, publiées dans les *Bulletins de la société anatomique,* la première par M. Pierret et la seconde par M. Raymond, sont

(1) Voyez Luys, *Recherches sur le système nerveux cérébro-spinal* p. 534 et suivantes.

importantes sous ce rapport; les malades appartenaient au service de M. Charcot.

Obs. VII. — Femme bien portante jusqu'alors. Le matin, sans prodromes, en faisant son lit, la malade fut frappée d'hémiplégie complète dans le côté gauche du corps et de la face. Point de perte de connaissance; pas de mouvements convulsifs dans les parties atteintes.

La sensibilité est abolie dans tous ses modes, à la jambe, au bras, à la face, mais les organes des sens paraissent intacts. La langue perçoit des saveurs; le voile du palais est excitable, ainsi que la narine gauche. La vue et l'ouïe sont intactes, et la pupille réagit normalement, mais la conjonctive et la cornée sont insensibles. Pas de troubles vaso-moteurs apparents dans les membres paralysés.

Mort, au bout de trois jours.

Autopsie. — Foyer hémorrhagique présentant le volume d'un œuf de pigeon, et occupant tout le noyau extra-ventriculaire du corps strié ainsi que la capsule interne; celle-ci n'est altérée qu'à sa partie postérieure; partout ailleurs elle est comprimée. La *couche optique est saine*, ainsi que le noyau caudé.

Obs. VIII. — Attaque apoplectique dans la soirée, avec perte de connaissance.

Le lendemain matin, hémiplégie droite, avec flaccidité des membres; mains en supination; la malade exécute encore quelques mouvements avec son bras.

Perte absolue de la sensibilité, sous tous ses modes, dans le côté droit du corps.

A la face, la sensibilité est très-obtuse à la douleur.

La langue, le nez et la conjonctive, dans leur moitié correspondant, sont beaucoup moins sensibles que du côté opposé.

A gauche, le mouvement et la sensibilité sont parfaitement conservés.

Mort, au bout de trois jours.

Autopsie. — Foyer linéaire d'hémorrhagie récente, il a 6 centimètres de longueur et 2 centimètres de profondeur; sa largeur est de quelques millimètres, quand les deux lèvres de la solution de continuité, creusée par l'irruption du sang, sont rapprochées.

Ce foyer s'étend de l'extrémité antérieure du noyau caudé, jusqu'à 4 centimètres environ de l'extrémité occipitale du lobe cérébral; il est dans l'épaisseur de l'insula de Reil qu'il traverse dans toute sa longueur, entre la capsule externe et la capsule interne détruites, jusque dans la troisième partie du noyau lenticulaire du corps strié.

Il n'y a rien, *ni dans la couche optique*, ni dans le noyau caudé.

D'après M. Vulpian, les lésions des couches optiques ne paraissent pas avoir d'influences directe et constante sur la vision (Leçons citées, p. 656). M. Galezowsky, sur soixante-deux observations de lésions de la couche optique, a trouvé l'amaurose dix-sept fois seulement (1). Dans ces cas le bord postérieur de la couche optique participe à l'altération, et agit sans doute sur les parties voisines (corps genouillés et tubercules quadrijumeaux).

§ IV. — DANS LES TUBERCULES QUADRIJUMEAUX.

On est généralement d'accord pour les regarder comme les noyaux d'origine des nerfs optiques. D'après M. Vulpian, « ces bandelettes optiques s'é-

(1) On sait aujourd'hui (voir ANNUSKE, *Archiv für Ophthalmologie*, XIX, 3ᵉ Abth) que l'absence d'amaurose n'implique nullement l'absence de la névrite optique.

largissent en s'amincissant au niveau des corps genouillés externes, et elles viennent se terminer en s'épanouissant dans la couche superficielle des tubercules quadrijumeaux antérieurs. Chez l'homme et chez les singes, leur continuité est moins facile à suivre jusque-là. Il semble que chez eux, les fibres des bandelettes optiques cessent d'être superficielles au niveau des corps genouillés, et il est très-probable qu'elles se dissocient et s'éparpillent au milieu de ces corps, tout en continuant leur route jusqu'aux tubercules quadrijumeaux antérieurs. »

Flourens, en excitant directement un des tubercules quadrijumeaux, déterminait des mouvements dans l'un des deux yeux.

Chez les mammifères, la lésion ou l'ablation des tubercules quadrijumeaux *d'un côté,* et chez les oiseaux les mêmes lésions d'*un* des tubercules bijumeaux, trouble ou anéantit la vision dans l'œil de l'autre côté (Flourens). M. le professeur Vulpian, à qui j'emprunte ces résultats, fait remarquer que chez l'homme, à cause de l'entrecroisement plus parfait des nerfs au niveau du chiasma, c'est de la diplopie qu'une pareille lésion devrait produire. Cette conclusion paraît certaine, car il est peu vraisemblable que l'entrecroisement *partiel central,* dont il a été question plus haut, soit déjà effectué dans les tubercules quadrijumeaux. M. Bastian seul, à notre connaissance, a parlé d'une perte complète de la vue qui surviendrait du même côté que l'hémiplégie consécutivement à l'oblitération de l'artère cérébrale postérieure (?) (*Lancet*, 1874). Nous aurons occasion de revenir sur ce point qui demande, pour être résolu, le secours d'une observation clinique rigoureuse. Quant au cas où une altération bilatérale des tubercules est suivie d'amblyopie ou d'amaurose, ils ne sont pas rares.

Ainsi, dans un cas de tumeur de la glande pinéale dont l'observation, recueillie dans le service de M. le Dr Pidoux, a été publiée par le Dr Blanquinque (*Gazette hebdomadaire*, 1871, n° 33), il y avait cécité complète, dilatation des pupilles, atrophie des papilles (sans trouble de circulation du fond de l'œil); les globes étaient convulsés en bas et à droite, sans paralysie des muscles moteurs. La tumeur débordait plus à droite qu'à gauche : elle comprimait les tubercules quadrijumeaux, surtout les postérieurs, et les veines de Galien (d'où hydropisie ventriculaire). Le nerf optique gauche ne présentait pas de sclérose appréciable, le droit et les bandelettes optiques n'ont pas été examinés.

On sait que, d'après Adamück, les tubercules quadrijumeaux antérieurs régissent les mouvements des yeux ; l'éminence droite détermine le mouvement des *deux* yeux vers le côté gauche, et *vice versa*. Il faudrait donc admettre que dans l'observation de M. Blanquinque, c'étaient les tubercules du côté gauche qui étaient excités (?).

L'excitation *superficielle* de ces éminences ne paraît déterminer ni phénomène de sensibilité ni convulsions, d'après les auteurs classiques. M. Ferrier, en excitant les testes, a produit la dilatation des pupilles et l'opisthotonos, en même temps que l'animal proférait des cris spéciaux. L'excitation est-elle restée limitée aux pédoncules ?

M. Bastian cite un cas de ramollissement de la partie antérieure des tubercules où la polyurie constituait un symptôme prédominant. Dans les Indications bibliographiques, je rapporte un autre cas de polyurie causée par une tumeur de la glande pinéale et qui a été recueilli avec beaucoup de soin dans le service de deux excellents observateurs, les docteurs R. Tripier et Mayet (de Lyon). Il y a d'autres faits du même genre. Sans doute, ce n'est pas la lésion des tubercules qu'il faut accuser, mais plutôt celle des nerfs sous-jacents. J'expliquerai de même les températures fort élevées qui ont été notées dans quelques cas de tumeurs de la glande pinéale (1).

(1) Voyez Ladame, *Hirngeschwülste*, p. 104.

CHAPITRE II

(A). — SOURCES DU DIAGNOSTIC DU SIÉGE D'UNE LÉSION CÉRÉBRALE

Les faits contenus dans le chapitre précédent, nous permettront de fixer la valeur qu'on peut accorder à certains symptômes (aphasie, hémianesthésie), considérés comme *signes* d'une localisation déterminée.

Sans doute on a parfois établi empiriquement la valeur d'un symptôme dont la raison physiologique n'est pas encore dévoilée; tel est le cas de l'hémichorée dont, pour cette raison, je n'ai pu parler dans le chapitre précédent; mais cela est exceptionnel, et des notions physiologiques plus ou moins exactes, sont le point de départ obligé de l'interprétation des troubles fonctionnels.

Ces symptômes ne sont pas les seuls qui puissent être utilisés par le diagnostic du siége. Il en est d'autres qui n'exigent pas la connaissance préalables de la fonction. Ce sont les signes *physiques*, les signes tirés de la *nature* de la maladie et enfin les signes probables fondés sur la *fréquence* plus ou moins grande de telle ou telle localisation.

§ I. — SIGNES PHYSIQUES.

Je ne parlerai pas des signes physiques tirés de l'inspection du crâne (ecchymose, plaie des téguments, fracture). Mais il est d'autres signes physiques : soit une tumeur de la voûte comprimant un point de l'encéphale ; si cette tumeur est apparente au-dehors, elle indiquera d'une manière assez précise quelle est la partie du cerveau qu'elle comprime à sa face profonde. Non-seulement les tumeurs de mauvaise nature peuvent percer au dehors; mais même les échinocoquesont parfois aminci et perforé la boîte cranienne. Des cas de ce genre ont été publiés par M. Reeb, *Recueil de Mém.*, etc., 1871, et par M. Westphal (*Berliner klinische Wochenschrift* 1873.

Signes physiques tirés de l'examen (A) *de l'appareil oculaire :* Une lésion située derrière l'orbite pourra déceler approximativement son siége en amenant soit de l'œdème des paupières par oblitération du sinus caverneux, soit des paralysies des muscles de l'œil, voire même en refoulant l'œil en avant. Ce sont des cas exceptionnels.

Quant aux signes tirés de l'examen objectif des yeux (examen avec le miroir), ils ne peuvent malheureusement, dans l'état actuel de la science, nous fournir aucune donnée sur le siége de la lésion cérébrale. Telle est la conclusion à laquelle arrive M. Annuske dans un mémoire extrêmement développé (*Archiv für Ophthalmologie* Bd. XIX, 3e partie) : La névrite par étranglement indique une augmentation de pression intra-cranienne, quelque soit le siége de l'affection qui cause cette augmentation de pression.

La névrite vraie est, dans la plupart des cas, le résultat d'une propagation directe d'une inflammation des méninges de la base aigue ou subaigue.

L'atrophie simple n'a pas davange de valeur à notre point de vue; elle peut exister isolée; et dans le cas où elle est symptomatique d'une lésion cérébrale, elle se rencontre quelqu'en soit le siége.

Toute névrite est ordinairement suivie d'atrophie de la papille, même quand la névrite n'a pas atteint le bout oculaire du nerf optique.

La névrite ainsi que l'atrophie du nerf optique sont dans la plus grande majorité des cas *doubles*, quand même le processus morbide qui les produit ne siége que dans une seule moitié du cerveau. Car, une fois la cause de la névrite donnée, son développement paraît dépendre seulement de conditions locales : ouverture plus ou moins grande du trou optique, rigidité plus ou moins grande des gaînes du nerf optique, etc.

Nous verrons plus loin que les signes subjectifs fournis par l'examen de l'œil sont beaucoup plus importants (1).

(1) L'examen ophthalmoscopique peut au moins servir à éviter l'erreur grave qui consisterait à admettre à tort que des symptômes cérébraux et des symptômes oculaires coexistant chez un malade,

(B) *De l'oreille.* — L'existence d'un abcès de l'oreille n'est pas une circonstance à négliger, vu la fréquence assez grande des accidents cérébraux consécutifs à l'otite ; malheureusement, comme nous le verrons plus loin, les abcès qui peuvent se développer dans le cerveau ne sont pas nécessairement contigus à l'affection du rocher. Cette circonstance nous oblige à n'être pas trop affirmatif sur la localisation de l'affection cérébrale.

(C) *Autres signes physiques.* — En l'absence de signes objectifs, il y a parfois d'autres signes physiques à rechercher ; parfois le siége du maximum d'intensité d'un souffle a pu, dit-on, servir à déterminer le siége d'un anévrysme intracranien.

Les notions que l'on retire des signes physiques, malgré leur apparente précision, ne sont en somme, quand il s'agit du cerveau, c'est-à-dire d'un organe aussi complexe, que des notions grossières. Ils peuvent nous apprendre si c'est le lobe antérieur, postérieur ou moyen qui est lésé ; mais ils ne nous renseignent pas sur la localisation la plus intéressante. Dans une fracture comminutive de la région temporale, alors même que nous verrions à découvert la plaie du cerveau, serions-nous bien avancé ? Si ce n'est au point de vue de l'application

sont liés entre eux par un rapport de causalité. Soit une embolie de la rétine chez un hémiplégique : en l'absence d'examen ophthalmoscopique, on pourrait supposer que l'amaurose unilatérale est sous la dépendance de laéslion cérébrale.

du trépan, la localisation topographique à peu d'importance. Ce qu'il est intéressant de savoir, c'est si les centres moteurs sont touchés : les signes fonctionnels seuls peuvent nous l'apprendre.

§ II. SIGNES FONCTIONNELS.

(A) *Hémiplégie du mouvement.* — Elle nous renseigne, à elle seule, sur le côté affecté. Il y a cependant, à ce sujet, une réserve à faire si les cas d'*hémiplégie du même côté que la lésion* ont bien l'interprétation qui leur a été attribuée. Ces cas ne sont pas rares dans l'ancienne littérature ; mais ainsi que l'a fait remarquer Romberg, la plupart n'ont point de valeur, attendu que l'examen de *l'encéphale* a été fait avec trop peu de soin pour que l'absence d'une lésion du côté opposé à l'hémiplégie puisse être affirmée. Les anciens observateurs étaient satisfaits dès qu'ils rencontraient une lésion quelconque dans l'intérieur du crâne; nous sommes tenus aujourd'hui à plus de rigueur.

Ce reproche ne peut être adressé à l'observation suivante que M. le docteur M. Raynaud a bien voulu me communiquer avec une obligeance dont je ne saurais trop le remercier. Du même côté que l'hémiplégie, on a rencontré une lésion; on n'a rien pu trouver ailleurs, cela ne saurait être contesté; mais en présence de ces faits insolites, on peut se demander si l'hémiplégie est survenue ici par son mécanisme habituel, (par l'abolition de fonction des centres ou des conducteurs moteurs) ou par un tout autre mécanisme. On peut d'autant mieux se poser cette question, que dans l'observation de M. M. Raynaud, la lésion siége sur le lobe sphénoïdal; et que dans l'état actuel de nos connaissances, on ne sait si ce lobe renferme des centres moteurs, si par conséquent sa lésion est capable de déterminer d'une manière immédiate une hémiplégie.

Obs. IX. — *Aphasie, hémiplégie droite, ramollissement rouge de la corne sphénoïdale droite.*

X., âgé de 43 ans, entre le 10 février 1873 à Lariboisière, dans le service de M. Maurice Raynaud, pour une péritonite tuberculeuse avec quelques signes limités de tubercules pulmonaire; l'état du malade s'améliorait sensiblement lorsque tout à coup, le 18 avril, il fut pris de phénomènes cérébraux; cependant depuis quelques jours il était triste et taciturne, mais rien ne faisait prévoir l'état où il se trouva le 18 au matin.

Le malade est dans un délire continuel, il ne reconnaît pas les personnes qui l'entourent; son regard est hébété, il s'y joint un peu de strabisme interne. Le malade veut se lever sans motif; à ce moment il y a déjà de l'*aphasie* et de l'***hémiplégie droite***, qui s'accusent davantage les jours suivants ainsi que les autres phénomènes cérébraux, et qui durèrent jusqu'à la mort, survenue dans la matinée du 21 avril.

Le diagnostic porté fut : granulations tuberculeuses des méninges.

A l'autopsie, on trouva les lésions ordinaires de la péritonite tuberculeuse; les reins, fortement congestionnés, présentaient quelques tubercules. Les poumons contenaient, dans toute leur masse, des granulations tuberculeuses du volume d'un grain de millet ou d'un grain de chènevis, dures et saillantes sous le doigt.

Les membranes encéphaliques n'offrent rien de particulier.

On n'y trouve pas de tubercules. L'hémisphère gauche paraît sain, et on ne trouve rien du côté de la troisième circonvolution. Des coupes multiples n'y font découvrir aucune altération pathologique. A droite, sur le bord antérieur et externe de la corne sphénoïdale, on trouve un foyer de ramollissement rouge de la grosseur d'une aveline. Le centre de ce foyer a un aspect sanieux rougeâtre, tandis que les bords sont formés par un piqueté rouge très-abondant. La substance blanche du cerveau offre, dans une étendue d'un centimètre environ, une coloration jaune clair. La corne frontale du même côté présente quelques points très-superficiels d'encéphalite. Les méninges sont légèrement adhérentes à ces points, et, lorsqu'elles sont enlevées, il reste un petit semis rouge qui ne disparaît pas par le lavage.

On pourrait encore hasarder une hypothèse, mais qui nous paraît fort invraisemblable : c'est que dans les cas de ce genre, et par une anomalie singulière, l'entrecroisement des faisceaux moteurs n'éxisterait pas. Mais quelle raison a-t-on d'admettre une semblable anomalie qu'on ne rencontre jamais sur le cadavre? Sans doute, il est facheux que dans les cas dont je m'occupe, on n'aitpas mentionné d'une manière explicite l'existence de l'entrecroisement normal du bulbe; mais même en l'absence de cette mention, nous ne voyons pas de raison suffisante pour douter de la constance de l'entrecroisement normal.

Il n'y a donc, selon nous, que deux interprétations de ces cas insolites : ou bien quelque lésion extrêmement minime dans le mésocéphale ou dans l'hémisphère réputé sain. aura échappé à l'observation la plus attentive (et il faut savoir qu'une lésion *même fort minime* peut, si elle siége dans la partie motrice du pédoncule ou de son expansion, produire une hémiplégie fort accusée) ; ou bien, si la lésion siége dans l'hémisphère du côté de l'hémiplégie, et dans une région non motrice, le mécanisme de sa production est encore inconnu.

Revenant aux cas normaux, nous disons que l'hémiplégie indique le siége de la lésion du côté opposé, dans les régions motrices du cerveau ou dans les conducteurs qui en partent. Il est donc fort important de s'assurer de l'existence de ce signe ; malheureusement dans quelques cas, on a des difficultés. Si le malade est dans le coma, la résolution peut être générale. Les membres de l'un et de l'autre côté retombent également qnand on les a soulevés. Voici dans ce cas, sur quels indices on peut se guider :

D'abord, quand elle existe, sur la rotation de la tête et des yeux, bien étudiée comme on sait, par M. le Dr Prévost (de Genève) (1), ancien interne de M. le professeur Vulpian. Elle n'indique pas le siége de la lésion, car elle peut se rencontrer, que la lésion soit au centre ou à la périphémie du cerveau ; mais lorsque la lésion occupe *les hémisphères* (je ne parle pas du mésocéphale) elle indique d'une manière exacte le côté affecté : Constamment la

(1) M. Prévost a rapporté 3 cas de lésion de la protubérance avec déviation de la tête du côté opposé, et M. Desnos (*Bull. de la Soc. méd. des hôp.*, 1873, p. 87) en a publié un autre.

face et les pupilles sont dirigées *du côté de la lésion.* Les exceptions sont *extrêmement rares;* j'en ai vu deux cas; mais comme on va le voir, elles ne contredisent pas la loi d'une manière absolue.

Dans ces deux cas, il s'agissait, en effet, d'une inondation ventriculaire consécutive à l'ouverture dans un ventricule latéral d'un foyer de la couche optique dans un cas, du corps strié dans l'autre.

Dans mes deux observations, c'est l'inondation ventriculaire qui m'a paru expliquer l'anomalie de la déviation, et cela de la manière suivante :

Celle-ci est un phénomène d'irritation, comme on sait, non de paralysie; elle peut être provoquée, par conséquent, non-seulement par la lésion primitive, mais encore par l'irritation de l'épendyme du côté opposé au foyer primitif, quand le sang inonde les ventricules; cette dernière irritation étant la plus récente, ce sont ses effets qui persistent; d'où il suit que lorsqu'on examine le malade un certain temps après le début, on ne constate que la lésion produite secondairement.

Ainsi, lésion unique, déviation du même côté. Mais dans le cas d'inondation ventriculaire, irritation successive de la membrane épendymaire des deux hémisphères, d'où possibilité de deux déviations successives de la tête et des yeux, dont la dernière seule est constatée.

J'appuie cette interprétation sur la réalité des déviations successives quand la lésion est double (Voir Bourneville, *Études cliniques et thermométriques sur les maladies du système nerveux*, 2e fascicule, 1873).

Je viens d'admettre que l'irritation de la membrane de l'épendyme suffit pour produire le phénomène de la déviation. Mais il se pourrait qu'une érosion du tissu nerveux fût nécessaire (1).

C'est fondé uniquement sur deux observations, que j'ai présenté cette hypothèse; au reste, je ne prétends pas que dans tous les cas où une lésion d'un hémisphère s'accompagne d'une déviation de la tête du côté opposé, on doive diagnostiquer une inondation. M. Brouardel (*Bulletin de la Société médicale des hôpitaux*, 1873, p. 91) croit que les exceptions sont fréquentes dans les hémorrhagies des hémisphères; mais il ne rapporte aucun fait. Celui auquel il fait allusion et qui a été observé dans son service, est un cas de ramollissement du *cervelet;* la note communiquée à la Société de Biologie par M. Landouzy, son interne, est très-explicite : « Les hémisphères (cérébraux) présentent en tous points leur aspect, leur consistance et leur couleur ordinaire (2) ».

A défaut de la déviation de la tête et des yeux, il est un signe d'une observation facile qui peut nous renseigner sur le côté de l'hémiplégie du mouvement lorsque l'apoplectique est dans la résolution, je veux parler de l'hémiplégie vaso-motrice.

(1) Une de mes deux observations est publiée avec détails dans les *Comptes rendus de la Société de Biologie*, 1873, p. 26.

(2) *Comptes rendus des séances de la Société de Biologie*, 1873, p. 62.

C'est la règle, en effet, que le côté paralysé soit le plus chaud. La différence de température commence à s'accuser peu de temps après l'attaque d'apoplexie (au bout d'une demi-heure environ). Elle est surtout prononcée au membre supérieur. Pour la constater, il faut palper successivement les deux paumes des mains; et, pour plus de rigueur, faire cette exploration avec le thermomètre placé dans la paume de la main fléchie et convenablement fixée. Mais il est rare que la main seule du médecin ne soit pas suffisante pour apprécier la différence de température cherchée, et, pour ma part, je n'aurais guère de confiance dans une différence assez minime pour être appréciable seulement avec l'aide du thermomètre. Une condition de rigueur est que les deux membres soient également couverts ou hors du lit.

Au membre inférieur, j'ai dit que la différence de température est moins accusée. Ce n'est pas, comme on pourrait le croire, parce que les deux membres sont recouverts par les couvertures du lit; c'est parce que la paralysie vaso-motrice, qui dans le cas de lésion des *hémisphères* paraît marcher parallèlement avec la paralysie motrice, est moins accusée. Elle peut l'être si peu que, le malade une fois découvert depuis quelques minutes, la différence cesse d'exister. Bien plus, il peut arriver que le membre supposé paralysé, qui était le plus chaud au moment où on a découvert le malade, présente au bout de quelques minutes une température moindre que celui du côté sain. A la température ordinaire des salles de malades, un pareil paradoxe ne s'observe jamais au membre supérieur, parce que la paralysie vaso-motrice est plus accusée. Pour le produire il faudrait, ainsi que je l'ai autrefois montré, soumettre les deux membres supérieurs à un refroidissement un peu considérable, avec de l'eau glacée par exemple. J'ai expliqué ces phénomènes en admettant que le membre dont ces vaso-moteurs sont paralysés n'est pas susceptible de s'*adapter*, comme le membre sain, à la température ambiante (1).

La paralysie vaso-motrice peut donc, dans certaines circonstances, être utilisée avec avantage pour déterminer quel est le côté paralysé; mais dans l'état actuel de la science, là se bornent les services qu'elle peut rendre à notre point de vue. M. Bastian dit que la paralysie vaso-motrice est plus grande si la lésion occupe la couche optique, que si elle existe dans le corps strié; mais j'ai déjà eu occasion de dire que le fait, bien que possible, n'est pas encore démontré. Il devra, à l'avenir, fixer l'attention des observateurs.

Sous la dépendance de l'hémiplégie sont divers troubles de nutrition indiqués par M. Charcot (arthropathies, synovites, eschares, etc.), mais comme ces phénomènes ne paraissent nullement

(1) Voir pour plus de détails Lépine : *Note sur les variations de température des membres paralysés, relativement aux membres sains* (*Mémoires de la Société de Biologie*, 1868).

être en rapport avec une localisation dans une partie du cerveau, je n'ai pas à m'en occuper. Je rappellerai seulement que d'après M. Brown-Séquard, ils se produiraient de préférence dans la lésion de l'hémisphère droit. (Voir au premier chapitre la fin du paragraphe relatif au centre du langage).

(B) *Hémiplégie de la sensibilité.* On sait que le plus habituellement, l'hémiplégie du mouvement n'est accompagnée que d'une diminution légère de la sensibilité. Cela tient évidemment à ce que rarement la lésion s'étend assez en arrière pour atteindre le faisceau sensitif.

J'ai consacré des développements suffisants à l'hémianesthésie *complète* ou *cérébrale* (de la sensibilité générale et des sens) pour qu'il soit à peine utile d'y revenir. Nous avons dit en effet, plus haut, que le système des fibres sensitives et sensorielles s'étend depuis la portion intra-hémisphérique du pédoncule où les fibres sensorielles de la vue et de l'odorat s'accolent aux fibres sensitives, jusque dans l'écorce sphénoïdo-occipitale, et que dans ce vaste domaine, il est un point où une lésion, sans être fort étendue peut interrompre la continuité des fibres conductrices ; ce point est la partie postérieure du pied de la couronne, là où les fibres ne sont pas encore épanouies.

Telle est la localisation anatomique de l'hémianesthésie *complète*. S'il faut, eu égard à la participation si importante des nerfs sensoriels, nettement la distinguer de l'hémianesthésie de la sensibilité commune, qui indique une lésion occupant un siége moins élevé que la partie intra-hémisphérique du pédoncule.

(B) *Convulsions.*— 1° *Hémichorée.* — A côté de l'hémianesthésie complète, se place un autre symptôme également important, bien que fort rare et que je place ici parce qu'il est le plus souvent associé à l'hémianesthésie. Il n'a pu trouver place dans le chapitre précédent parce que, si nous connaissons la topographie de la lésion, nous ignorons de quelle manière elle le produit. En un mot, sa physiologie pathologique est encore obscure. Il consiste en convulsions *unilatérales*, non rhythmiques, offrant tous les caractères des convulsions de la chorée des enfants (*chorea minor*). Elles surviennent le plus habituellement dans un côté déjà paralysé, mais peuvent exceptionnellement devancer l'hémiplégie; dans d'autres circonstances rares se développent d'une manière lente et progressive sans être nécessairement précédées ou suivies d'hémiplégie (1). Puisqu'elles ne sont pas nécessairement précédées d'un état paralytique des membres dans lesquels elles siégent, on a la preuve qu'elles n'ont rien de commun avec la *trémulation* simple que l'on voit par-

(1) Nous empruntons aux Leçons publiées par M. Charcot dans le *Progrés médical* (1875, n° 4 et 6) sa description que nous nous contentons de résumer.

fois chez les vieux hémiplégiques et qui, d'ailleurs, ne ressemble en aucune manière aux *convulsions* irrégulières plus ou moins étendues qui donnent à la chorée un cachet si particulier.

Se fondant sur la coïncidence si fréquente de l'hémichorée avec l'hémianesthésie *complète* (cérébrale) et sur quelques autopsies des plus probantes, M. Charcot admet que l'hémichorée reconnaît pour cause la lésion d'une région très-voisine de celle qui produit l'hémianesthésie et se confondant même *en partie* avec elle; ce territoire comprend : 1° l'extrémité postérieure de la couche optique; 2° la partie la plus postérieure du noyau caudé (les *deux tiers* ou les *trois quarts antérieurs* de ces noyaux gris *étant restés indemnes*); 3° la partie la plus postérieure du pied de la couronne rayonnante. Deux fois l'un des tubercules quadrijumeaux antérieurs était envahi. La figure C, de ma planche, représente d'une manière fort exacte la topographie de la lésion dans l'observation suivante; elle était identique dans les deux autres.

Obs. X. — *Foyer hémorrhagique dans le domaine de l'artère optique postérieure. Hémiplégie, puis hémichorée; hémianesthésie.*

La nommée Terret, entrée à la Salpêtrière en avril 1870, service de M. Charcot. Cette femme, cinq ou six ans avant son admission avait été frappée tout à coup d'hémiplégie à gauche. Les mouvements choréiformes qui existent encore aujourd'hui dans les membres de ce côté se sont développés au moment ou les symptômes de paralysie motrice commençaient à s'amender. Accusés surtout au membre supérieur, les mouvements anormaux se produisent d'une manière constante, en dehors de toute incitation volontaire, mais ils s'exaspèrent remarquablement dans l'accomplissement d'actes intentionnels. Ils ne cessent que pendant le sommeil.

La malade a été examinée à plusieurs reprises dans le cours des dernières années, et plusieurs fois on avait très-nettement constaté l'existence d'une hémianesthésie du côté atteint de chorée; dans les derniers temps de la vie, cette diminution de la sensibilité était beaucoup moins accentuée.

La malade succomba à la suite d'une nouvelle attaque d'apoplexie.

A l'autopsie, on trouve en suivant le ventricule latéral du côté droit, un foyer ocreux, vestige d'une ancienne hémorrhagie. Ce foyer aplati, dont le diamètre est à peu près celui d'une pièce de 1 franc, intéresse les parties suivantes : 1° l'extrémité postérieure et externe de la couche optique ; 2° le tubercule quadrijumeau antérieur correspondant qui a conservé sa dimension, mais est légèrement teinté en jaune ; 3° l'extrémité la plus ténue du noyau coudé ; enfin, les parties du ventricule qui sont immédiatement en arrière et en dehors de l'extrémité postérieure de la couche optique et du corps strié.

Le foyer récent qui avait déterminé les accidents terminaux était placé superficiellement, immédiatement au dessous de la couche corticale, dans le lobe occipital gauche.

Obs. XI. — *Foyer ocreux dans le domaine de l'artère optique postérieure. Hémichorée post-hémiplégique.*

La nommée Simard, âgée de 71 ans, admise à l'hospice de la Salpétrière, service de M. Charcot.

Hémiplégie développée tout à coup, et avec perte de connaissance, il y a six ans.

Les mouvements choréiformes ont commencé à paraître deux ou trois mois après l'attaque apoplectique et ils n'ont pas cessé d'exister depuis cette époque. On n'a pas recherché dans ce cas l'état de la sensibilité.

Les lésions dans ce cas sont tout à fait semblables à celles qui ont été signalées à propos du cas de Terret, avec cette différence seulement que chez Simard le foyer ocreux s'étendait jusque sur l'étage supérieur du pédoncule cérébral.

Obs. XII. — *Hémichorée symptomatique du côté droit. Hémianesthésie incomplète, ancien foyer hémorrhagique occupant le territoire de l'artère optique externe postérieure.*

Dorby, Louise-Pierrette, âgée de 77 ans, entre à la Salpêtrière dans le service de M. le docteur Vulpian, salle Saint-Michel, le 18 avril 1862.

Au mois de juillet 1859, à la suite d'une violente contrariété, elle a été prise d'une attaque apoplectiforme avec perte de connaissance.

Transportée à l'Hôtel-Dieu, elle y resta quinze jours paralysée du côté droit, et ce n'est que quelque temps après que le côté droit du corps devint le siége de mouvements choréiformes.

Ces mouvements occupent tous les muscles du bras, de l'avant-bras, de l'épaule et même de la partie supérieure du tronc. Le membre inférieur est seulement un peu traînant. La face n'est le siége d'aucun mouvement anormal.

Sensibilité intacte à la face.

Sensibilité *tactile* à peu près nulle sur l'avant-bras et la main; obtuse aussi sur l'épaule.

Sensibilité à *la température*, abolie à peu près complétement sur l'avant-bras et la main.

Les mouvements choréiformes ne cessent complétement que pendant le sommeil.

Durant le mois de juillet, on remarque pour la première fois quelques légers mouvements choréiformes dans le membre inférieur droit.

Deux ans après, cet état ne s'était pas sensiblement modifié.

Le membre supérieur droit était seulement devenu un peu rigide. La malade meurt de pneumonie le 27 février 1864.

Autopsie. — Système nerveux : aucune lésion des méninges. Artères de la base athéromateuses.

Pas de lésions appréciable des circonvolutions cérébrales. Aucune lésion des parties blanches des hémisphères, pas de ramollissements ni de lacunes.

Ventricules latéraux notablement élargis et remplis d'une quantité assez abondante de liquide tout à fait transparent.

Dans la partie postérieure de la couche optique du côté gauche, on trouve un ancien foyer, à parois affaissées, irrégulières, offrant une coloration gris-brunâtre avec des points d'une teinte jaune d'ocre.

Le foyer occupe environ un tiers de l'étendue totale de la couche optique, il se prolonge en arrière jusqu'à la limite externe du tubercule quadrijumeau antérieur, mais sans empiéter sur ce tubercule.

Les tubercules quadrijumeaux ont tous les caractères de l'état normal.

Couche optique et corps strié du côté opposé tout à fait exempts d'altération.

Protubérance, cervelet, bulbe et moelle sans altérations.

Dans l'état imparfait de nos connaissances sur l'excitabilité des parties qui se trouvent dans la région occupée par la lésion sus-indiquée, il est assez difficile de dire dès à présent, quelle est la cause intime de cette hémichorée particulière. M. Charcot, après avoir établi que ni la lésion de l'extrémité postérieure de la couche optique, ni celle de la queue du corps strié, encore moins celle d'un tubercule quadrijumeau ne peuvent en donner la raison, pense que peut-être à côté et en arrière des fibres qui dans la couronne rayonnante servent aux impressions sensitives, se trouvent des faisceaux de fibres douées de propriétés motrices particulières et dont l'altération déterminerait l'hémichorée. » C'est à la physiologie de vérifier cette hypothèse, et de suivre ces fibres excitables dans leur trajet ultérieur.

2° *Convulsions épileptiformes.* — Sans être un symptôme fréquent des affections *cérébrales*, on ne peut pas dire qu'elles soient fort rares. On les rencontre surtout dans les cas de tumeur et lorsque les lésions de nature diverse (épanchements sanguins) existent dans les méninges.

Y a-t-il quelque chose de pathognomonique dans le caractère des convulsions qui succèdent à l'excitation des territoires moteurs de l'écorce grise? Je n'oserais pas être sur ce point aussi affirmatif que M. Jackson. Je crois cependant pouvoir dire qu'elles offrent une physionomie spéciale quand elles débutent par une partie limitée, ainsi que M. Jackson en a rapporté de nombreux exemples. Cet auteur distingue trois formes particulières d'épilepsie partielle; l'une commence par la face, l'autre par le membre supérieur et particulièrement par le pouce, la dernière enfin par le membre inférieur. Pendant un temps plus ou moins long, les attaques sont constitués par des convulsions bornées à l'une des trois régions précédentes. Au début de chacune d'elles, et pendant un temps variable, l'intelligence reste nette; le malade assiste en pleine connaissance à ces convulsions qu'il est dans l'impossibilité de maîtriser, puis survient la perte de connaissance qui termine la période convulsive. Si la maladie continue son cours, si elle n'est pas enrayée par un traitement convenable, les convulsions dans les attaques subséquentes ne restent plus localisées dans les régions qu'elles avaient seules atteintes dès le début ; on a alors la convulsion épileptiforme générale avec prédominence d'un côté du corps. Dans les idées de M. Jackson, la convulsibilité primitivement circonscrite en un certain territoire moteur de l'écorce, gagne les autres par extension.

3° *Contracture.* — Dans le cas d'hémorrhagies ré centes, des convulsions épileptiformes peuvent se- produire dans le cas d'inondation ventriculaire, mais le plus souvent, c'est de la contracture seule qu'on observe.

M. Charcot a fait remarquer qu'il n'est pas nécessaire, pour qne la contraction se développe, que l'épendyme soit perforée et l'inondation ventriculaire effective ; il suffit que le foyer soit très-voisin de la cavité ventriculaire. J'ai publié un fait des plus nets sous ce rapport (1).

Quant à la contracture qui survient dans l'hémiplégie ancienne, et que M. Hitzig voudrait rattacher à une influence cérébrale de l'hémisphère du côté sain (2), elle n'appartient pas à notre su-

(1) Lépine (*Bulletin de la Société anatomique*, 1873, p. 871).
(Hitzig, *Ueber die Auffassung einiger Anomalieen der Muskel innertion* (*Archiv für Psychiatrie*, 2 heft, 1873.

jet, car, même dans ce cas, elle ne répondrait pas à une localisation déterminée.

(D) *De l'aphasie* — Il est clair que sa valeur n'est pas *absolue;* nous avons vu qu'elle peut, sans doute, faire défaut si la lésion n'envahit que dans une faible étendue le territoire du langage; et que, d'autre part, on l'a rencontrée coexistant avec des lésions dont le siége était variable. Bien que ces faits, ainsi que nous avons pris soin de l'établir, ne prouvent *rien* contre la localisation du langage, il faut en tenir grand compte au point de vue qui nous occupe actuellement; heureusement ils sont rares, et si je voulais entrer dans une discussion approfondie, il me serait facile de montrer que plusieurs d'entre eux, observés à une époque où l'aphasie n'était pas encore bien étudiée au point de vue symptomatique, n'ont pas la signification qui leur a été attribuée. Tel serait par exemple le cas publié par M. Cornil (*Société de biologie,* 1864). La lésion siégeait en arrière du sillon de Rolando, mais la malade était simplement amnésique; tel est encore le cas plus récent de M. Bateman (*Journal of mental science*, 1868, 2e observation) : ramollissement de la partie postérieure de l'hémisphère gauche, amnésie. Il nous paraît inutile de prolonger cette critique. Nous conclurons que, sauf des exceptions rares, l'aphasie vraie est le *signe* d'une affection dans le domaine de l'artère sylvienne.

(E) *Signes fonctionnels fournis par les organes des sens.* — 1° *Nerf olfactif.* Une lésion siégeant à la partie inférieure du lobe frontal pourra altérer ou détruire la bandelette ou le lobe olfactif, et déterminer ainsi soit l'anosmie, soit des hallucinations de l'odorat. En voici des exemples que j'emprunte à M. Sander :

Obs. XIII. — Homme ayant des attaques d'un caractère manifestement épileptique, mais sans chute ni mouvements convulsifs, et présentant ceci de particulier que le malade' au début de chaque accès, percevait une odeur des plus désagréable, qui disparaissait ensuite dans le cours de l'accès. Plus tard, mouvements convulsifs généralisés, diminution de l'intelligence, amblyopie du côté gauche, décubitus qui emporte le malade. Autopsie. Tumeur dans le lobe temporal gauche envahissant les lobes antérieur et postérieur, ayant péntré dans la gaîne du nerf optique qu'elle circonscrivait totalement et faisant une saillie de deux à trois lignes à travers le trou optique dans la cavité orbitaire. La lame criblée était repoussée en bas, fortement tendue, le nerf olfactif n'était intact que dans la moitié antérieure ; la moitié postérieure était perdue dans la tumeur (1).

Obs. XIV. — Malade présentant des accidents syphilitiques du côté du cerveau, et pendant longtemps des accès de mouvements convulsifs précédés de sensations olfactives anormales. Autopsie. Outre des lésions de nature spécifique, en trouva le bulbe olfactif adhérent, et à côté de lui deux petites gomme de la pie-mère (2)

Obs. XV. — Femme qui pendant sa vie se plaignit, des années durant, d'une sensation olfactive désagréable qui occasiouna différentes hallucinations. A l'autopsie on trouva un

(1) Sander, *Archiv. für Psychiatrie*, t. IV, p. 234,
(2) Westphal., *Allg. Zeitsch. für Psychiatrie*, t. XX, p. 485.

fungus de la dure mère qui avait désorganisé et atrophié par points les deux nerfs olfactifs (1).

Obs. XVI. — Femme de 55 ans, prise fréquemment de vertiges avec sensation de fourmillements dans la moitié gauche de la face. Trois mois après, accès de convulsions épileptiformes avec perte de connaissance momentanée, durant de dix à quinze minutes. Ces accès se montraient d'abord tous les trois ou quatre jours; plus tard, plusieurs fois par jour. Cet état persista. Un an après elle percevait en outre, au début de chaque accès de vertige, des sensations olfactives anormales qui n'étaient pas précisément désagréables. Elle ne les craignait que comme avant-coureur des vertiges. Au bout d'un an, ces sensations anormales allèrent en diminuant d'intensité pour disparaître complétement. A partir de ce moment, elle n'éprouva plus de troubles de l'olfaction jusqu'à sa mort, qui eut lieu deux ans après. Ces troubles furent remplacés par des accès de vertiges plus longs et plus intenses, par un état commateux, des troubles de l'intelligence, la paralysie du rectum et de la vessie.

Autopsie. — Tumeur carcinomateuse du volume d'un œuf d'oie, dans le lobe cérébral antérieur gauche, qui avait perforé la substance cérébrale dans la partie inférieure et se trouvait en contact en ce point avec la dure-mère dans l'étendue d'un pouce et demi. Elle s'étendait de la lame criblée au trigone olfactif, et avait complétement détruit la bande olfactive gauche, de sorte qu'il n'en restait plus trace (1).

Dans les cas précédents, il s'agissait de sensations olfactives anormales; mais l'anosmie peut se rencontrer aussi. M. Bastian dit en avoir vu des cas. Naturellement la sensation olfactive ou anosmie est du même côté que la lésion. M. A. Voisin (voir plus

(1) Schlager, *Zeitschrift der Gesellsch. d. Ærzte zu Wien*, 1858, nos 19 et 20.

(2) Lockemann, *Zeitschrift für rat. Medic.*, t. XII, p. 340.

loin le paragraphe relatif à la paralysie générale) a aussi appelé l'attention sur ce symptôme. Dans le cas de M. A. Voisin, l'altération était bilatérale ; elle pouvait servir à déterminer, non le côté, mais une localisation anatomique sur la partie inférieure des lobes frontaux.

2° *Nerf optique.* — D'après ce qui a été dit plus haut, une lésion du pied du pédoncule détermine une amaurose du côté opposé et non de l'hémiopie. Celle-ci indique donc nécessairement une lésion de la base ayant touché une des bandelettes ; elle permettra d'exclure l'idée d'un siége central. L'hémiopie latérale droite (abolition de la moitié droite du champ visuel de chaque œil, des moitiés droites des deux rétines) indique une lésion de la bandelette optique droite.

L'hémiopie temporale (perte de la vision de la partie externe de chaque œil, externe de chaque rétine) est produite par un processus morbide (généralement une tumeur), dans l'angle antérieur du chiasma (1). Dans ces cas, l'hémiopie n'est pas limitée exactement à la moitié du champ visuel, comme l'hémiopie proprement dite. Il serait, en effet, étonnant qu'une lésion à cet endroit exerçât une pression absolument égale sur les deux nerfs optiques. La défectuosité du champ visuel d'un œil sera généralement plus grande que celle de

(1) Sæmisch, grâce à ce symptôme, a pu diagnostiquer pendant la vie une lésion occupant ce siége. (*Klinische Monats. für Augenheilk*, 1869, p. 51.)

l'autre. Dans la plupart des cas, l'hémiopie externe augmente avec le néoplasme qui la produit, et sera remplacée enfin par l'amaurose. La névrite optique, qui, dans ces cas, se manifeste déjà dès le début, confirme encore la localisation.

Schœn (*l. c.*, p. 18) décrit encore une forme d'hémiopie, où deux parties tout à fait égales et correspondantes manquent dans le champ visuel de chaque œil. Elle est produite par des lésions partielles de la bandelette optique du côté opposé à l'hémiopie.

Théoriquement, on peut concevoir qu'une lésion au niveau de l'origine apparente des bandelettes optiques dans les corps genouillés produirait encore de l'hémiopie. (Nous ne connaissons pas de fait de ce genre.) Quant à la lésion unilatérale des tubercules quadrijumeaux, j'ai dit dans le chapitre 1er qu'on ne sait pas d'une manière certaine quel serait son effet sur la vue ; si elle déterminait une amblyopie unilatérale, comme paraît le croire M. Bastian, cela semblerait prouver que la reconstitution centrale du nerf optique est déjà faite à ce niveau ; malheureusement il ne cite point d'observation et nous ignorons s'il se base sur des faits ou des considérations théoriques. Il y a donc un intérêt considérable à étudier à l'avenir, sous ce rapport, les lésions unilatérales des tubercules quadri-jumeaux.

(F) *Signes fournis par l'altération de l'intelligence. Du délire et du coma.* — Ces deux grands symptômes ne peuvent pas actuellement servir beaucoup au diagnostic du siége d'une lésion, à cause de l'absence de notions psycho-physiologiques. Nous marquons leur place ; mais nous ne saurions la remplir.

De l'association d'un ou de plusieurs des symptômes fonctionnels précèdents. Isolés, plusieurs des symptômes précédents ont peu de valeur; il n'en est pas de même s'ils s'associent entre eux. Je ne donnerai ici que quelques exemples que j'emprunte aux acquisitions les plus récentes de la symptomologie ; une hémiplégie transitoire et des convulsions épileptiformes limitées à un membre feront penser à une affection de la convexité. Des convulsions dans les muscles de la face et une aphasie sont encore une association très-insignifiante. Le tremblement choréïque, même unilatéral, n'a en luimême qu'une valeur limitée; mais il acquiert sa signification s'il coexiste avec une hemianesthésie.

§ III. — SIGNES TIRÉS DE LA NATURE DE LA LÉSION.

Nous venons de voir qu'associés entre eux, les signes fonctionnels ont beaucoup plus de valeur que s'ils restent isolés ; le diagnostic acquiert encore plus de certitude quand vient s'y joindre un signe physique ou un de ceux dont il nous reste à parler, et qui sont tirés de la *nature* de la lésion ; or, le diagnostic de la *nature* est quelquefois assez facile à établir.

Si les diverses altérations anatomiques avaient chacune quelques siéges de prédilection dans l'encéphale, on comprendrait que la connaissance de la nature de la lésion fût un élément important pour la détermination de son siége. Il n'en est pas ainsi assurément, cependant les lésions ne se distribuent pas et ne se répandent pas indifféremment et irrégulièrement dans tous les points du cerveau; elles affectent, les lésions d'origine vasculaire surtout, une distribution voulue imposée par la distribution du vaisseau lésé. Si l'on connaît ce vaisseau, on peut en déduire la configuration et les limites du territoire cérébral intéressé. Or, on peut, dans quelques cas au moins, soupçonner une embolie de la sylvienne ou de ses branches. Ici encore, c'est l'association de plusieurs indices qui est fructueuse : qu'on ait des motifs pour admettre la probabilité d'une embolie, qu'un symptôme fonctionnel décèle approximativement la région des hémisphères qui est lésée, on pourra, grâce aux connaissances anatomiques, préciser davantage l'étendue et la configuration du ramollissement.

Cela étant, nous ne croyons pas qu'il nous soit permis d'écarter cette étude topographique des lésions d'origine vasculaire, et nous la ferons aussi complète qu'il nous sera possible, bien que — nous le reconnaissons sans peine — un grand nombre des renseignements anatomiques que nous allons fournir n'aient pas actuellement une application utile au diagnostic.

(A) *Notions anatomiques sur la distribution topographique du ramollissement et de l'hémorrhagie du cerveau.*

Dans cette étude, nous prendrons pour base les travaux importants de M. Duret (1).

1° *Ramollissement d'un hémisphère entier.* — Il peut être produit par un embolus ou une ligature des deux carotides, mais seulement dans certains cas d'*anomalies artérielles.* La principale de ces anomalies consiste en ce que l'artère carotide interne d'un côté donne naissance à la fois aux trois artères cérébrales.

2° *Ramollissement de tout le territoire du système carotidien.* — L'embolus se trouve au niveau de la bifurcation de la carotide interne, et se prolonge dans la cérébrale antérieure au delà de la communicante antérieure. Les lobes frontal, pariétal, temporal et sphénoïdal sont occupés par le ramollissement. (Face inférieure du lobe postérieur et lobe occipital seuls exceptés.)

3° *Ramollissement total du territoire de la cérébrale antérieure.* — L'embolus est situé au delà de la communicante antérieure. Les circonvolutions ramollies sont : 1° la première circonvolution frontale inférieure, le nerf olfactif et le trigone olfactif; 2° la première et la deuxième circonvolution frontales supérieures; 3° la face interne de l'hémisphère jusqu'au sillon calloso-marginal, et à la scissure de Rolando; 4° l'avant-coin.

4° *Ramollissement total du territoire de la sylvienne (corps strié compris).* — L'oblitération siége dans

(1) *Archives de physiol.*, 1874.

les deux premiers centimètres de la sylvienne. Le sang ne pénètre plus, ni dans le corps strié dont les artères nourricières sont oblitérées, ni dans les circonvolutions que nourrit l'artère sylvienne.

5° *Ramollissement total du territoire* CORTICAL *de la sylvienne* (*corps strié non compris*). — L'embolus siége au delà des artères du corps strié. Les parties ramollies sont : 1° la troisième circonvolution frontale externe; 2° l'*insula* de Reil et tout le *lobe pariétal*.

6° *Ramollissements* PARTIELS *du territoire* CORTICAL *de la sylvienne*. — M. Duret a décrit sous ce nom des ramollissements dus à l'oblitération d'une des branches de la sylvienne. Il nous est indispensable de le suivre dans sa description, parce qu'il s'agit de lésions localisées qui répondent précisément aux régions motrices du cerveau de l'homme.

a. Embolus oblitérant l'*artère frontale externe et inférieure*, première branche de la sylvienne.

La troisième circonvolution frontale seule, et les deux premières pyramides antérieures de l'*insula* de Reil sont ramollies.

b. Embolus dans la quatrième branche de la sylvienne (artère *pariéto-sphénoïdale*).

Les parties ramollies sont : 1° quelquefois l'extrémité inférieure de la circonvolution pariétale ascendante; 2° le lobule du pli courbe; 3° le pli courbe; 4° la première circonvolution temporale.

c. Embolus dans la deuxième branche de la sylvienne (artère *pariétale antérieure*).

Les parties ramollies sont : 1° l'extrémité postérieure de la deuxième circonvolution frontale ; 2° la circonvolution *frontale ascendante* (ou marginale antérieure) ; 3° les deux pyramides médianes de l'insula.

d. Embolus dans la troisième branche de la sylvienne (artère *pariétale postérieure*).

Les parties ramollies sont : la circonvolution pariétale *ascendante* et le *lobule du pli pariétal*.

7° *Ramollissements du territoire de la cérébrale postérieure*. — L'artère cérébrale postérieure présente, d'après M. Duret, la particularité suivante dans sa distribution : elle a des anastomoses plus riches que les autres artères. Son oblitération détermine rarement un ramollissement occupant tout son territoire. On ne trouve guère que des plaques ou des îlots de ramollissement à la face inférieure du lobe postérieur. Quelquefois, cependant, tout le lobe occipital est ramolli.

C'est cette artère qui donne une branche à la corne d'Ammon, et une autre à l'ergot de Morand, d'où le ramollissement possible de ces deux circonvolutions dans les cas d'oblitération de la cérébrale postérieure.

M. Duret distingue les artères nourricières des circonvolutions en artères *corticales* et en artères *médullaires*. Les artères corticales très-fines ne dépassent guère la substance grise. Ce sont de fins capillaires.

Les artères médullaires ont de 3 à 4 centimètres

de longueur et mesurent 6 à 8 centièmes de millimètre de diamètre. Elles sont assez volumineuses pour donner lieu par leur rupture à des foyers de la grosseur d'une amande ou d'une noix, occupant la substance blanche d'une ou deux circonvolutions.

Dans son mémoire sur la circulation cérébrale, M. Duret démontre qne les artères nourricières du corps strié naissent des deux premiers centimètres de la sylvienne. Elles montent perpendiculairement dans l'espace perforé antérieur, traversent ou contournent le noyau lenticulaire, puis la capsule interne, et elles vont se terminer les unes dans la tête du noyau caudé, les autres dans sa queue ou dans la partie antérieure de la couche optique. D'après la distribution artérielle dans ces parties, M. Duret divise les hémorrhagies du corps strié en hémorrhagies antérieures, moyennes et postérieures. Ces divisions correspondent à des variétés cliniques recueillies surtout dans les observations de M. Charcot et de ses élèves.

Parmi ces trois espèces d'hémorrhagies, deux seulement nous intéressent, parce qu'elles donnent lieu à un ensemble de symptômes cliniques aujourd'hui assez bien connu. Ce sont : les hémorrhagies moyennes et les hémorrhagies postérieures.

Les hémorrhagies moyennes sont dues à la rupture d'un anévrysme miliaire situé sur le trajet des artères *lenticulo-striées* ou de leurs branches.

Si les artères lenticulo-striées se rompent à leur

partie inférieure, on trouve un foyer ovalaire, gros comme une amande, situé entre la couche grise du lobule de l'insula et le noyau lenticulaire, à la place de la capsule externe, totalement détruite. Cette variété de foyers nous intéresse peu; car on n'en connaît pas encore la symptomatologie (1). Si les artères lenticulo-striées se brisent au moment où elles traversent la capsule interne (expansion pédonculaire), on peut observer soit des foyers du volume d'une noix; mais le plus souvent ce sont de vastes foyers qui dissocient la couronne rayonnante et font bomber dans le ventricule latéral le corps strié et la couche optique.

Dans cette variété d'hémorrhagie, comme l'expansion pédonculaire est sectionnée, on observe des symptômes très-caractéristiques.

Les hémorrhagies postérieures du corps strié sont produites par la rupture des artères *lenticulo-optiques* ou *optiques externes antérieures*. Ces artères sont situées sur un plan plus postérieur que les précédentes. Les foyers produits par leur rupture sont parfois assez étendus, et alors la queue du noyau caudé et la partie antérieure de la couche optique, la capsule interne et même un peu le noyau lenticulaire sont intéressés. On conçoit que si une des petites branches de ces artères donne du sang, le foyer pourra être beaucoup plus petit et

(1) Il est probable que cette variété d'hémorrhagie donne lieu a des symptômes peu accusés, car souvent on trouve à l'autopsie des cicatrices linéaires qui prouvent que ces lésions peuvent guérir.

occuper seulement une des trois parties précédentes ou la partie antérieure de la couche optique, ou le noyau coudé, ou la capsule interne dans sa partie postérieure, ou le noyau lenticulaire. Quelle que soit l'étendue du foyer, si la capsule interne est coupée, il peut y avoir ou une hémi-anesthésie mêlée d'hémiplégie plus ou moins complète, ou une hémi-anesthésie seule.

M. Duret a recueilli des observations de ramollissements *partiels* du corps strié, ramollissements occupant le territoire de distribution d'une ou de plusieurs des artères du corps strié.

Lorsque le foyer est limité à la distribution de l'artère *lenticulo-striée*, il prend souvent la forme d'un cône dont le sommet tronqué est dans la moitié antérieure du noyau lenticulaire, et dont la base située plus en avant répond aux deux tiers antérieurs du corps strié. Il intéresse : 1° la partie antérieure du noyau caudé (excepté quand elle est vascularisée par la cérébrale antérieure) ; 2° la partie antérieure de la capsule interne; le troisième segment du noyau lenticulaire.

On peut aussi rencontrer des ramollissements occupant le champ de distribution de l'artère lenticulo-optique. Le foyer dans ce cas est plus petit que le précédent, situé plus en arrière, il est transversal. Sa cicatrice coupe : 1° la partie postérieure et externe du noyau lenticulaire; 2° la capsule interne dans sa partie postérieure; 3° la partie antérieure de la couche optique et quelquefois la queue du corps strié.

Parmi les foyers d'hémorrhagies ou de ramollissement que l'on peut rencontrer dans la couche optique (outre ceux que nous venons de signaler et qui occupent la distribution de l'artère lenticulo-optique), les plus importants en clinique sont ceux qui sont situés sur le territoire des artères optiques externes-postérieures. D'après la description qu'en a donnée M. Duret, ces artères naissent de la cérébrale-postérieure au moment où elles contournent la face externe des pédoncules cérébraux. Elles pénètrent perpendiculairement dans les pédoncules au voisinage des corps genouillés, suivent la direction générale des pédoncules obliques en avant et en haut, puis elles dévient un peu en dedans et elles se terminent dans la partie postérieure de la couche optique. Dans les hémorrhagies de ces artères, la partie postérieure de la couche optique est dilacérée, le sang fuse plus ou moins loin dans le pédoncule, peut se répandre sous la pie-mère et descendre jusqu'à la protubérance. Quelquefois on n'observe qu'un simple kyste sanguin situé au centre de la couche optique, ou empiétant plus ou moins sur le pédoncule. Très-souvent aussi le foyer occupe, outre l'extrémité postérieure de la couche optique et de la pointe du noyau caudé, la partie attenante du plancher du ventricule cérébral, sans participation nécessaire du pédoncule (Voir la planche, fig. C). Dans les ramollissements limités à la distribution de l'artère optique externe postérieure, le foyer a le volume d'une grosse noix et occupe la partie inférieure et postérieure de la couche optique et la partie supérieure du pédoncule.

D'après les recherches de M. Duret, il y a des hémorrhagies intra-ventriculaires qui sont dues à la pénétration dans la cavité d'un épanchement situé plus ou moins loin, et qui sont produites par la rupture d'une branche artérielle des parois. Dans le premier cas, c'est une perforation consécutive; dans le second, le sang est versé directement à la surface des ventricules. Les perforations ont certains siéges de prédilection. Ainsi les hémorrhagies antérieures du corps strié s'ouvrent au niveau de la tête du noyau caudé. Les hémorrhagies moyennes rompent la partie moyenne de ce noyau, ou bien, plus souvent encore, se font jour dans le sillon qui le sépare de la voûte du corps calleux, ou sur la partie latérale de cette voûte elle-même. Les perforations qui siégent à la fois sur la queue du noyau caudé et sur la partie antérieure de la couche optique sont produites par les hémorrhagies postérieures du corps strié. L'artère optique externe postérieure donne lieu à des épanchements qui s'ouvrent à la partie postérieure et supérieure de la couche optique. Lorsque le sang est versé directement à la surface des ventricules (c'est-à-dire dans les hémorrhagies des parois ventriculaires proprement dites), l'hémorrhagie est fournie par la terminaison des artères du corps strié et de la couche optique, ou par de petites branches artérielles dont la distribution ne s'éloigne pas de la surface des ventricules (artères choroïdiennes, artères calleuses, artères des piliers du trigone, etc.).

Parmi les quatre variétés d'hémorrhagies décrites dans les pédoncules par M. Duret, deux surtout nous intéressent, ce sont les hémorrhagies qui occupent l'étage supérieur des pédoncules (le *tegmentum cruris*).

L'artère optique postérieure, quand elle se rompt donne lieu à des foyers du volume d'une noix ayant détruit la partie postérieure de la couche optique et la partie supérieure et postétérieure du pédoncule. Parfois, le sang descend jusqu'à la protubérance et fuse sous la pie mère.

L'autre variété d'hémorrhagie est produite par la rupture d'une des jumelles. On trouve un petit kyste sanguin qui a détruit un ou deux corps quatrijumeaux.

(B) *Notions sur la topographie des tumeurs.* — On peut fréquemment, en clinique, présumer la nature d'une tumeur cérébrale ; mais la nature commande-t-elle le siége ?

Nous allons passer en revue les tumeurs les plus communes du cerveau au point de vue de leur localisation dans la masse encéphalique ; nous négligeons naturellement les tumeurs telles que le psammome, qui par leur médiocre volume et leur très-lent développement, n'arrivent que dans des circonstances très-exceptionnelles à déterminer des symptômes.

Tubercules. — Nous ne croyons pas, bien qu'on ait prétendu le contraire, que les tubercules aient de véritables siéges de prédilection; on les a trouvés dans presque tous les points des hémisphères; peut-être sont-ils plus fréquents à la périphérie.

Syphilis. Les productions syphilitiques intéressent de préférence la superficie du cerveau dans les trois quarts des cas; leur point de départ est dans les enveloppes, notamment dans le crâne et dans la dure-mère. Il est important de noter, au point de vue qui nous occupe, qu'elles sont presque toujours multiples et très-disséminées (1).

Cancer. — Cette tumeur, par les mêmes raisons que les tumeurs syphilitiques, atteint de préférence la périphérie de l'encéphale.

Gliome. — L'une des tumeurs les plus fréquentes; se diagnostique par l'exclusion des trois précédents. Le siége le plus fréquent est la substance blanche des hémisphères et la surface du cerveau; le plus souvent solitaire. Il existe aussi un gliome diffus, non disséminé. Ils peuvent se compliquer d'hémor-

(1) Quelques observations semblent établir aujourd'hui (voir Moxon et quelques auteurs anglais, et Heubner (*Die luetische Erkrankung der Hirnarterien*, 1874) qu'il existe des ramollissements cérébraux causés par une endartérite syphilitique. Les observations sont beaucoup trop rares pour qu'on puisse savoir si la localisation de ce ramollissement offre quelque chose de spécial.

rhagies interstitielles et pouvant dépasser les limites du tissu morbide.

Sarcome. — Très-rare; occupe, dit-on, de préférence les parties profondes.

Parasites. — Les parasites observés dans l'encéphale sont le cysticerque et l'échinocoque; le premier est de beaucoup le plus commun, mais souvent il reste latent; il siége presque constamment dans la substance grise corticale, 59 fois sur 88 (Küchenmeister), d'où la fréquence des attaques épileptiformes; on les dit plus communs à droite qu'à gauche.

Les échinocoques, à l'inverse des précédents, n'ont presque jamais pour siége les couches périphériques du cerveau.

Anévrysmes. — Ceux qui peuvent comprimer les *hémisphères cérébraux* siégent presque tous sur la cérébrale moyenne.

Abcès. — Si nous mettons de côté les abcès de l'infection purulente qui ne se prêtent à aucune considération diagnostique, les seuls abcès du cerveau qui méritent de nous occuper ici, sont ceux qui succèdent à un traumatisme et ceux qui sont causés par une lésion de l'oreille ou du rocher. J'emprunte à un excellent mémoire de M. Brouardel quelques renseignements sur ces derniers.

Contrairement à ce qu'on aurait pu imaginer *à priori* les abcès du cerveau, dans presque la moitié des cas, ces abcès n'étaient pas contigus à la lésion; ils s'étaient développés surtout dans la substance blanche, mais à la vérité *à peu de distance* de la lésion ; le plus souvent l'abcès occupait « le lobe moyen » du cerveau, c'est-à-dire le lobe temporo-sphénoïdal ; ils n'étaient généralement pas enkystés.

A côté des abcès consécutifs aux affections de l'oreille et du rocher, se placent *les ramollissements inflammatoires* qui ont été rencontrés 15 fois sur 80 lésions du rocher; développés au contact des lésions des os et méninges, ils y restent limités (1).

§ IV. — SIGNES FOURNIS PAR LA FRÉQUENCE RELATIVE DES LÉSIONS.

N'ayant pas sur la fréquence relative des diverses variétés de ramollissement, d'hémorrhagie, de tumeurs, etc., comme sur leur topographie, des indications nouvelles à fournir, je ne puis que renvoyer aux ouvrages classiques. Quant à l'importance de cette source de renseignements, on sait qu'elle n'est pas à négliger dans le diagnostic de celles des lésions cérébrales qui n'ont pas de *signes positifs*. Il est inévitable que dans ce cas on se fonde, à défaut d'appui plus solide, sur un simple calcul de probabilités. Je crois inutile d'insister, car je ne pourrais que redire cette vérité banale que diagnostiquer des raretés est périlleux.

(1) BROUARDEL, *Des complications qui sont la conséquence de la carie du rocher* (*Bulletin de la Société anatomique*, 1867.)

(B). — DU DIAGNOSTIC DES AFFECTIONS CÉRÉBRALES LOCALISÉES.

Je ne saurais, sans redites nombreuses, développer ce paragraphe dont les éléments sont tous implicitement ou explicitement renfermés dans le chapitre premier et dans les paragraphes précédents de ce chapitre. Je tiens cependant à répéter que c'est presque exclusivement par le groupement seul des *signes* dont je viens d'exposer longuement la source qu'on arrivera à un diagnostic correct. On a vu, qu'en somme, les localisations cérébrales, si nombreuses, et qui le seront davantage avec les progrès de nos connaissances, ne s'accusent que par un *très-petit* nombre de symptômes; cela ne saurait d'ailleurs nous étonner puisqu'on sait combien de combinaisons peuvent réaliser quelques lettres de l'alphabet! C'est donc une illusion de rechercher un symptôme spécial à chacune des localisations; réciproquement on peut dire qu'il n'y a guère de localisation qui puisse être affirmée à l'aide d'un seul signe, quelque pathognomonique qu'il paraisse; nous savons assez de physiologie cérébrale pour le comprendre : Supposons un faisceau de fibres assez longues, celles de la couronne de Reil, par exemple : qu'il soit interrompu à son origine ou à sa terminaison, si la lésion ne dépasse pas son territoire, les symptômes seront évidemment les mêmes. Prenons pour préciser davantage l'hémianesthésie que nous avons étudiée plus haut et qui reconnaît pour cause, dans les faits connus jusqu'à ce jour, une lésion de la partie postérieure du pied de la couronne. Peut-on affirmer qu'un jour on ne la rencontrera pas liée dans l'hémisphère à une altération située plus haut que le pied de la couronne, mais assez large pour intéresser l'épanouissement du faisceau ? De telles exceptions aux principes que nous avons essayé de formuler ne sauraient nous déconcerter. Ce sont des exceptions prévues, inévitables, et qui confirment sinon la lettre au moins l'esprit d'une loi. D'autres se rencontreront, sans doute plus paradoxales, mais elles cesseront de l'être quand viendra un progrès ultérieur qui les fera rentrer dans la règle. Nous tenons à le dire ici, une fois pour toutes, car c'est ici la vraie place : si dans le courant de cette thèse nous avons donné une forme didactique à des propositions qui ne sont encore qu'à l'état d'ébauche, ce n'est pas que nous nous fassions illusion sur leur caractère contingent. Dans notre science, tous les premiers pas sont incertains. Sans vouloir le dissimuler, on peut, *honnêtement*, leur donner un air d'assurance pour indiquer au moins dans quelle voie il faut marcher. Admettons que beaucoup des assertions que nous avons émises soient encore, dans le sens scientifique du mot, des hypothèses, je dis que ce sont des hypothèses nécessaires au progrès ultérieur. Pour chercher il faut avoir un point de départ.

Je ne rappellerais pas ces vérités, qui sont vulgaires si elles n'étaient l'excuse, je puis dire la justification, de la méthode que j'ai suivie.

En résumé, nous diagnostiquons avec certaines probabilités des lésions *circonscrites* et localisées :

A la surface convexe : dans la région sylvienne et dans une partie de la région temporale.

A la base : au niveau des bulbes olfactifs et au niveau des bandelettes optiques.

Dans la profondeur : au niveau de la partie postérieure de la couche optique et de la couronne de Reil.

APPENDICE

(A). — LOCALISATION DANS LES AFFECTIONS DIFFUSES.

Méningite.

On a beaucoup abusé de la localisation dans la symptomatologie des méningites. La prédominance des lésions à la base dans la méningite tuberculeuse, l'action excitante que peuvent exercer les produits morbides sur les nerfs au niveau de leur émergence ont permis de formuler une pathogénie des symptômes et des périodes de la maladie; mais ces localisations se rapportant presque exclusivement à des parties de l'encéphale qui ne sont pas le cerveau proprement dit, nous n'avons pas à insister sur les réserves que font d'ailleurs aujourd'hui les esprits les plus sévères (1).

Dans la méningite aiguë, la lésion, bien que diffuse, peut parfois être prédominante en certains points et déterminer ainsi des symptômes. En voici un exemple rare que je dois à M. Duret :

(1) M. Seitz, dans une Monographie toute récente sur la méningite tuberculeuse des adultes, dit que ces *finesses* n'ont pas abouti.

Obs. XVII.—*Meningo-encéphalite exsudative traumatique. — Hémiplégie complète à droite. — Lésion du lobe pariétal gauche, etc. (régions corticales motrices).* Par M. Duret.

Le nommé Déchamps (Pierre), palleur de wagons, âgé de 21 ans, entre le 19 février 1875 à l'hôpital de la Pitié, salle Saint-Louis, lit n° 54, dans le service de M. le professeur Verneuil. Il a reçu un coup de pied de cheval dans la région antérieure du crâne, au-dessus de la racine du nez. La lésion consiste en une ablation demi-circulaire de la bosse médiane du frontal; les os propres du nez sont enfoncés et le nez lui-même est abaissé. La paroi antérieure des sinus frontaux est enlevée; la paroi supérieure de l'orbite gauche est défoncée en fragments multiples, et le globe de l'œil, de ce côté, fait une forte saillie en avant. La cavité produite par cette fracture comminutive communique avec le méat supérieur des fosses nasales. L'écoulement de sang est modéré; la vue est trouble du côté gauche. A droite, le malade distingue parfaitement les objets. — La commotion cérébrale ne paraît pas très-forte, car le malade, qui a parfaitement conservé sa connaissance, répond aux questions qu'on lui adresse ; le pouls ne présente pas la lenteur excessive de la commotion. Pas de paralysie faciale. *Rien dans les membres.* Temp. ax. 38°, ce soir à six heures. — Compresses d'eau froide sur la plaie.

20 février. — Le lendemain matin, l'état général du blessé paraît satisfaisant. La fièvre n'est pas considérable. Il ne s'écoule pas beaucoup de sang ni par la plaie extérieure, ni par le nez. Il est impossible de supposer un écoulement du liquide céphalo-rachidien : s'il existe une perforation de la dure-mère, il faut croire qu'elle est peu considérable. — T. ax. le matin 37°,6 ; le soir 37°,9. A la visite du soir, le blessé ne présente ni agitation, ni phénomènes comateux ou paralytiques. *Rien dans les membres.*

21 février. — T. ax : 37°,1. Même état. Le soir, la tempé-

rature s'élève à 37°,7. Le blessé paraît aussi un peu plus agité.

22 février. — Le thermomètre placé dans l'aisselle s'est élevé à 40°,2. Agitation, délire. Rien ni dans la face, ni dans les membres. Un peu de sang se trouve au fond de la plaie ; il semble animé de battements. M. Verneuil verse alors un peu d'eau dans la plaie et les battements deviennent très-manifestes. Il les fait constater à tous les élèves du service. Ces battements sont isochrones à ceux du pouls. En présence de la haute température, M. Verneuil pense que l'encéphalite traumatique est en voie de se produire. Il veut donner au malade la seule chance de salut qui peut lui rester ; on peut supposer, en effet, que la présence des fragments est une cause d'irritation et augmente l'encéphalite. Il se décide donc à enlever les fragments. Le malade est transporté à la salle d'opération. M. Verneuil explique à ses élèves la gravité de son état : il pense que peut-être il existe une contusion par contre-coup. Il est évident que l'ablation des fragments osseux en avant n'empêchera pas les effets de la lésion en arrière. M. Verneuil extirpe successivement sept à huit fragments volumineux. Parmi ceux-ci, on en reconnaît un qui répond à la paroi profonde des sinus frontaux.

Dans l'après-midi, le délire augmente considérablement. Le malade est pris de véritables accès de fièvre, dans lesquels il veut sortir de son lit et s'en aller chez lui. On est obligé de lui mettre la camisole de force. — Dilatation excessive de la pupille droite : elle est normale à gauche. A midi, temp. ax. 41°,1. — Le soir, on a beaucoup de peine à placer et à maintenir le thermomètre dans l'aisselle, de sorte que le degré qu'il marque (40°,5), n'est peut-être qu'approximatif.

23 février. — Dans la nuit, le délire s'est calmé et le malade est tantôt dans la somnolence, tantôt dans le délire. Cependant il tourne encore les yeux vers celui qui lui parle. On a enlevé la camisole. T. ax. 40°,5.

Vers midi la sœur du service, en changeant le pansement, s'aperçoit qu'il est paralysé du *côté droit*. Un élève en médecine qui vient pour prendre sa température, au moment où il va lui placer le thermomètre sous l'aisselle *droite*, trouve le bras de ce côté inerte et absolument immobile. Il constate aussi que la jambe est dans le même état. T. ax. 39°,9 du côté paralysé. — Le soir, au moment où nous entrons dans la salle, cet élève en médecine me prévient que le malade est hémiplégié du côté droit. Nous constatons nous-même cette paralysie. L'*hémiplégie* est complète du côté *droit* : lorsqu'on soulève le bras au-dessus du lit, il retombe inerte et immobile ; il se laisse fléchir avec la plus grande facilité et n'est pas contracturé. La jambe est aussi paralysée ; on peut la fléchir, la mouvoir en tous les sens sans rencontrer la moindre résistance. Elle retombe sur le lit comme un corps pesant. Lorsqu'on chatouille la plante du pied de ce côté, il survient quelques mouvements réflexes dans le pied et la jambe. Pendant près d'une demi-heure on n'observe aucun mouvement de ce côté. — A gauche, au contraire, les deux membres s'agitent souvent. Le malade ôte son bras de dessous la couverture et essaye de l'attirer à lui ; il fléchit la jambe du même côté et essaye de la sortir du lit. Quand on l'appelle un peu fort, il tourne l'œil droit et la tête du côté de celui qui lui parle et retombe aussitôt dans la somnolence. Il nous est très-difficile de savoir si la face est paralysée *à droite*. Il est vrai qu'on n'y observe pas de mouvements : mais il n'y existe pas non plus de déviation caractérisée. T. ax. 39°,6.

Le malade meurt à trois heures du matin.

Autopsie. Enfoncement de la paroi antérieure du crâne ; la dure-mère n'est pas déchirée ; pas de contusion des hémisphères, ni directe, ni par contre-coup.

La *convexité* des deux hémisphères est le siége d'une méningite avec encéphalite superficielle qui présente les caractères suivants.

Du côté *droit*, au-dessous la pie-mère on observe une exsudation fibrino-purulente *très-consistante*. Cette exsudation occupe exclusivement les trois circonvolutions frontales antérieures ; mais elle n'atteint pas certainement la circonvolution marginale antérieure (frontale ascendante, centrale antérieure). Plus en arrière, il n'existe que de la congestion, de la pie-mère et un peu d'encéphalite de la partie superficielle de la substance grise; mais nul exsudat. La partie postérieure de cet hémisphère est évidemment le siége d'un processus pathologique beaucoup moins avancé que l'antérieure.

A gauche, même exsudat épais, fibrino-purulent, recouvert non-seulement les trois circonvolutions frontales, mais encore *la circonvolution frontale ascendante, la circonvolution pariétale et le lobule du pli courbe, et le lobule pariétal.* Plus en arrière, congestion et encéphalite superficielle sans exsudation.

Le reste de l'encéphale, la protubérance et le bulbe sont coupés dans tous les sens et étudiés avec soin; *on ne trouve absolument rien d'anormal.*

Réflexions de M. Duret. — Le malade était paralysé des deux membres *droits;* il n'en était pas de même pour les membres gauches. Une différence aussi nette dans les symptômes, suppose aussi une différence dans les lésions des deux hémisphères.

Or cette différence nous la trouvons dans l'étendue et le siége comparé des lésions des deux hémisphères. Sur l'hémisphère gauche, la méningite plastique occupe de plus que sur l'hémisphère droit : la circonvolution frontale ascendante et le lobe pariétal. Pour le reste, les deux hémisphères sont *semblables*.

Il est donc naturel de rapporter l'hémiplégie *si absolue* survenue dans les deux membres droits à la lésion des circonvolutions que nous venons de nommer (frontale ascendante et lobe pariétal) surtout quand on sait que les expériences physiologiques ont démontré que c'était là la *région motrice* de l'écorce grise des hémisphères. Ainsi il nous semble que dans ce fait particulier la physiologie et la clinique se prêtent un mutuel appui.

La méningite aiguë pourrait même, d'après M. Andral, n'occuper la convexité que d'un des hémisphères. J'emprunte le fait suivant à sa *Clinique médicale* :

Obs. XVIII. — *Méningite aiguë bornée à la convexité de l'hémisphère gauche du cerveau. Délire. Mouvements convulsifs de la face et des membres du côté droit.*

Homme, 37 ans, est pris le 15 juillet 1821 de douleurs de tête violentes surtout au niveau du front; les jours suivants il eut des vomissements et des nausées.

Le 18, douleurs de tête sans siége bien précis, mais qui parfois lui arrachent des cris; quelques mouvements involontaires des commissures labiales; les réponses sont nettes et précises; il n'y a plus de nausées.

Le 20, le malade était triste et abattu, répondait avec peine, fuyait la lumière; le mal de tête a diminué, mais les mouvements convulsifs des lèvres sont plus fréquents et plus prononcés; toute la nuit, délire violent.

Le 21, la tête était agitée d'un mouvement continuel de gauche à droite et de droite à gauche; les muscles des lèvres, des ailes du nez, des paupières, étaient dans un état d'agitation extrême; le délire violent continue; soubresauts des tendons.

Le 22, aux symptômes précédents s'ajoute l'agitation continuelle du bras droit qui se contracture le lendemain; la respiration est tantôt lente, tantôt rapide; le malade est calme et hébété, mais de temps à autre il survient un peu d'agitation.

Pendant la nuit du 23, le délire violent reparaît, mais le matin il est remplacé par le coma.

Autopsie. — L'hémisphère cérébral droit est pâle ; le gauche a une teinte rouge très-prononcée ; cette teinte réside dans le tissu sous-arachnoïdien, qui ne contient du reste ni pus ni sérosité.

La substance corticale de l'hémisphère gauche participe à l'injection de la pie-mère. Dans les ventricules, il y a à peine deux cuillerées à café de sérosité. Rien dans le reste du cerveau.

Des localisations dans la paralysie générale.

Il peut paraître singulier, au premier abord, qu'il soit question de localisations, à propos de la périencéphalite diffuse.

Toutefois, quand on passe en revue les différentes observations, on remarque que les symptômes ordinaires, fondamentaux de la maladie se compliquent souvent d'accidents qui s'accommodent peu de lésions diffuses.

Citons en première ligne les hémiplégies déjà soigneusement indiquées par Aubanel, et étudiées encore dernièrement par M. Hanot. (*Mém. de la Société de biologie,* 1872.)

La paralysie motrice peut même ne frapper qu'un membre, atteindre seulement les muscles de la face, de l'œil, etc.

Il est aussi de notion vulgaire que très-souvent l'ouverture pupillaire n'est pas également modifiée à droite et à gauche.

Dans d'autres cas, les muscles d'un seul côté

du corps, d'un seul membre, ou même quelques groupes musculaires seulement, seront le siége de contracture ou de mouvements convulsifs.

Il n'est pas jusqu'à la sensibilité, toujours moins pervertie que l'intelligence et le mouvement, dont les troubles ne puissent être très-inégalement répartis.

Assurément, la lésion de la paralysie générale est diffuse les travaux anatomo-pathologiques de Calmeil, Baillarger, Magnan, Westphal, etc., ont mis ce fait hors de doute (1). Mais cette lésion pourrait être irrégulièrement diffuse, et, de même que parfois elle se prolonge pour ainsi dire jusqu'au bulbe, jusqu'à la moelle, il ne serait pas impossible que, dans l'encéphale, elle pénétrât plus ou moins profondément, suivant les points. Ce ne serait plus là, en vérité, des *lésions localisées*, mais des *lésions maxima* qui, d'ailleurs; rendraient aussi parfaitement compte de la spécialisation des symptômes accessoires dont il s'agit ici.

(1) Calmeil, *De la Paralysie considérée chez les aliénés*. Paris, 1826. — Calmeil, *Traité des maladies inflammatoires du cerveau*. Paris, 1859. — Baillarger, *Ann. Médico-Psychol*. 1863. — Magnan, *De la Lésion anatomique de la paralysie générale*. Paris, 1866. — Magnan, *Des Relations entre les lésions du cerveau et certaines lésions de la moelle et des nerfs dans la paralysie générale* (*Gaz. des Hôp.*, mars 1871). — Magnan, *Etude anatomo-pathologique de la paralysie générale* (*Arch. de Phys.*), 1868. — Magnan et Mierzejewsky, *Des Lésions des parois ventriculaires et des parties sous-jacentes dans la paralysie générale* (*Arch. de Phys.*), 1872. — Westphal, *Ueber den gegenwartigen Standpunkt der Kenntnisse von der allgemeinen progressiven Paralyse der Irren* (*Archiv für Psychiatrie und Nervenkrankheiten*, Berlin), I, 1868.

Il est même très-probable que l'étude des localisations cérébrales pourra tirer grand profit de l'analyse topographique des lésions si irrégulièrement disséminées de la paralysie générale.

Quoi qu'il en soit, ce travail, à l'heure actuelle, est à peine ébauché.

M. Calmeil, dans son remarquable *Traité des maladies inflammatoires du cerveau*, signale, en maintes observations, des paralysies motrices, des convulsions, des contractures localisées aux membres d'un seul côté, ou à certains groupes musculaires; il ressort également de la lecture des *autopsies* et des *réflexions* qui les suivent, que le savant aliéniste a recherché dans le siége des lésions la cause des particularités cliniques qu'il avait observées. Ces faits seraient précieux à relever, en se plaçant au point de vue des fonctions motrices de l'écorce, si le siége exact des lésions était relaté avec autant de précision que les symptômes. Il résulte au moins des observations contenues dans l'ouvrage si riche de Calmeil que, en mettant à part, bien entendu, les cas où existaient des foyers de ramollissement ou d'hémorrhagie, il y a une relation fixe entre les phénomènes hémiplégiques, et le développement plus accusé du processus sur l'hémisphère du côté opposé (1).

Plusieurs auteurs recommandables admettent

(1) D'autres auteurs, notamment M. Baillarger, ont fait la même remarque. Ce dernier a insisté sur la diminution relative du poids de l'hémisphère malade.

aussi un rapport entre les troubles intellectuels et la prédominance de lésions sur les lobes antérieurs (1). Cette question fort importante nous semble encore à l'étude.

(B). — TENTATIVES DE LOCALISATION DANS LES AFFECTIONS SANS LÉSION CONNUE.

Cette tentative n'est peut-être pas si hasardeuse qu'elle peut le paraître, pourvu qu'elle soit réduite à de justes limites. Naturellement les *signes* fonctionnels peuvent seuls nous servir ; mais il est un certain nombre d'entre eux qui, au moins par leur association, semblent indiquer si nettement la participation fonctionnelle d'un territoire connu, que l'on peut, au moins, poser la question.

Ainsi, dans certaines aphasies consécutives aux maladies aiguës, guérissant rapidement, et dans celles, essentiellement transitoires qui succèdent à des intoxications par diverses substances, ou à d'autres causes, mêmes morales, il serait peu vraisemblable de supposer l'existence d'une aphasie

(1) Meyer (*Archiv für Psychiatrie*, I, p. 298, a publié des faits de ce genre ; et dans son travail sur un cas d'aphasie dans une paralysie générale (*Soc. de biologie*, 1872), M. Hanot soutient que les lobes frontaux, dans la substance grise surtout, sont généralement beaucoup plus atrophiés que les lobes moyens et occipitaux. L'anosmie précoce sur laquelle a insisté M. Voisin (*Union médicale*, 1868), serait en rapport avec le développement d'une méningite de la face inférieure des lobes frontaux, laquelle produirait le ramollissement des nerfs olfactifs.

par défaut de transmission; les probabilités sont pour une lésion organique passagère ou simplement fonctionnelle du territoire du langage.

Je me bornerai à quelques réflexions sur les intoxications et les névroses.

§ I. — INTOXICATIONS.

Les localisations fonctionnelles sont assez communes dans les intoxications. D'ailleurs, il faut le faire remarquer, par ce mot, nous entendons simplement énoncer le fait qu'il y a trouble d'une fonction localisée; nous n'entendons pas dire que le principe morbide s'accumule dans ce territoire; il se pourrait qu'il s'agît simplement d'une susceptibilité plus grande. Peut-être y a-t-il une lésion matérielle qui sera décelée par les autopsies ultérieures. L'hémianesthésie alcoolique, si bien étudiée par M. Magnan, appelle sur ce point de nouvelles recherches.

La symptomatologie variée des accidents urémiques, convulsions diverses, aphasie, etc., a été expliquée, par M. Hirtz, par des localisations fonctionnelles correspondantes. (*Gaz. méd. de Strasbourg*. 1865, *n°* 1.)

§ II. — NÉVROSES.

(A). — *Épilepsie.* — On pensait jusqu'à ces derniers temps que l'épilepsie était sous la dépendance d'un état morbide du bulbe. On doit à M. Jackson d'avoir apporté des preuves sérieuses en faveur de l'origine corticale de certaines épilepsies partielles, sinon de toutes. Nous avons déjà mentionné le fait si important que la convulsion, pendant un certain temps, peut rester localisée dans un groupe de muscles et y présenter exactement les caractères des convulsions produites par l'excitation d'un des territoires moteurs de l'écorce. D'ailleurs, un certain nombre d'autopsies ont montré dans ces cas des tumeurs, c'étaient, dira-t-on, des épilepsies symptomatiques. — Sans doute; mais pour quoi nier la possibilité d'un trouble purement fonctionnel, sans lésion grossière de ces mêmes territoires, si dans les deux cas l'attaque présente ce même caractère ?

Il y a déjà longtemps qu'on a remarqué avec raison que la présence d'une tumeur n'explique pas l'épilepsie ; elle est purement l'occasion de son développement.

On trouve dans les auteurs des faits d'*aura* cons-constitués par des sensations olfactives. M. Jackson y trouve une preuve en faveur de sa manière de voir. Nous attacherions une plus grande valeur à la coexistence de l'aphasie (1).

Quant à la prétendue localisation de l'épilepsie dans la corne d'Ammon, on est généralement d'accord aujourd'hui pour lui refuser toute signification pathogénique (2), mais le fait anatomique ne

(1) Voyez deux cas de ce genre : l'un *in Jahresbericht*, 1869, t. II, p. 45 ; l'autre, *Gazette hebdom.*, 1874, n° 17.

(2) Il est, à ce sujet, utile de rappeler les résultats infructueux de

saurait être nié, pour certains cas; voici quelques documents historiques sur cet intéressant sujet encore à l'étude.

Dans un travail intitulé : *De l'épilepsie considérée dans ses rapports avec l'aliénation mentale; recherches sur la nature et le siége de ces deux maladies* (1), Bouchet et Cazauvielh ont rapporté dix-huit autopsies d'épileptiques, faites à la Salpétrière. Dans neuf de ces autopsies, l'une des cornes d'Ammon ou les deux étaient indurées. Néanmoins, dans les considérations générales, ils n'insistent pas sur cette fréquence de l'induration de la corne d'Ammon, mais ils insistent sur l'induration du cerveau, en général, qu'ils considèrent comme un degré de l'inflammation. « Concluons donc, disent-ils, que la congestion, l'induration et la mollesse de l'encéphale constituent une même altération, mais à différents degrés ou à différents états. »

D'après Foville (2) l'une des altérations les plus fréquentes, sinon la plus fréquente, que l'on rencontre à l'autopsie des épileptiques « c'est l'induration de la substance blanche encéphalique... » Elle s'observe « dans toutes les parties blanches de

l'expérimentation : « L'application des éléctrodes sur l'hippocampe ou les parties qui avoisinent la corne descendante du ventricule latéral, ne produit aucun résultat appréciable (Ferrier, *Expérimental*, etc. 1873, p. 34.).

(1) *Archives générales de médecine*, 3e année, 1825, t. IX, p. 510, et 4e année, 1826, t. X, p. 5.

(2) *Dictionnaire de médecine et de chirurgie pratiques*, t. VII, art. *Epilepsie*, p. 420, 1831.

l'encéphale, dans l'intérieur des hémisphères, comme dans le corps calleux, les cornes d'Ammon, les hémisphères cérébelleux, la protubérance, les pédoncules cérébraux et cérébelleux, c'est une altération générale autant que possible. »

Bouchet (1) dans un mémoire publié en 1853 relate en abrégé quarante-trois autopsies d'épileptiques, pratiquées soit à la Salpétrière, soit à l'hôpital Saint-Jacques de Nantes. Il revient sur l'induration générale du cerveau et cite des faits à l'appui. Dans douze de ses autopsies, il note une induration tantôt d'une seule corne d'Ammon, tantôt des deux. La fréquence de cette lésion dans la corne d'Ammon a fixé son attention. « La corne d'Ammon, dit-il, est la partie cérébrale qui a le plus fréquemment présenté l'induration. Cette altération a souvent été si frappante, et quelquefois si constante, que, bien évidente neuf fois de suite pour quelques médecins assistants, elle leur a donné la conviction qu'elle représentait exactement la cause pathologique de l'épilepsie. Cette assertion n'est pas vraie, et les autres cas obligent de conclure que l'épilepsie n'a pas son siége dans une partie limitée de l'encéphale... » (*Loc. cit.*, p. 236.)

Plus loin (p. 245) il écrit : « ... Le siége de l'épilepsie, n'est pas plus dans les membranes du cerveau, sous forme d'ossification, comme Esquirol

(1) *Sur l'Epilepsie* (*Annales médico-psycholog.*, 1853, t. V, p. 209).

fut tenté de l'admettre, que dans les cornes d'Ammon, comme je l'ai rencontré si souvent, mais bien dans l'universalité de l'encéphale, etc. »

Vers la même époque, Lelut qui connaissait la fréquence de l'induration de la corne d'Ammon dans l'épilepsie la montrait à la Salpêtrière; il en a parlé quelque part; mais je ne saurais actuellement retrouver cette indication bibliographique.

M. Delasiauve (1) se borne à citer sommairement quelques faits.

Sur trente-quatre autopsies, faites en 1866, 1871, 1872-74, dans les services de MM. Charcot et Delasiauve, M. Bourneville a trouvé cinq fois une induration de l'une des cornes d'Ammon. (*Communication orale.*)

M. Meynert qui paraît attacher à cette lésion une certaine importance, rapporte que chez vingt épileptiques dont il fit l'autopsie, il lui est arrivé de rencontrer l'inégalité des diamètres des cornes d'Ammon, sur une coupe transversale, inégalité due à une atrophie plus avancée de l'une des cornes, qui présente en même temps une dureté parfois cartilagineuse et une hyperémie très-notable, assez souvent un aspect cireux et une certaine transparence à la coupe. D'ailleurs il est peu probable, dit-il, que la cause première de l'épilepsie doive être recherchée dans l'altération primitive des cornes d'Ammon, alors qu'il est fréquent de

(1) *Traité de l'épilepsie*, 1853.

rencontrer chez les épileptiques des altérations du cerveau beaucoup plus graves et bien moins localisés. Il croit plutôt que, par suite de certaines relations physiologiques, la corne d'Ammon participe aux lésions frappant des points éloignés et qui sont, elles, la cause de l'épilepsie (1).

Hystérie.—Cette névrose protéiforme, prêterait à de longs développements. Nous nous bornerons à un seul point de la forme hémianesthésique si bien étudiée par M. Charcot. Il résulte, de la note suivante, que M. le docteur Landolt a bien voulu nous remettre, que l'examen des yeux de cette forme témoigne en faveur de la localisation de l'affection dans le système postérieur de la couronne rayonnante.

Le trouble de la vision (amblyopie unilatérale) est le même que celui qui existe dans les cas d'hémichorée ou d'hémianesthésie organiques; il n'est pas périphérique, il est, on peut l'affirmer, central.

De la similitude symptomatique entre les hémianesthésies hystérique et organique, nous ne prétendons pas que l'affection dans l'hystérie siége au pied de la couronne de Reil. Nous avons fait remarquer, dans le paragraphe consacré au *diagnostic des affections localisées*, que le système sensitif, s'il est affecté à son expansion, même ultime, devra nécessairement produire les mêmes résultats que s'il l'est au pied de la couronne.

(1) *Vierteljahrschrift für Psychiatrie*, 1868.

Nous renvoyons aux considérations que nous avons présentées à ce sujet.

Voici la note de M. le Dr Landolt :

« Grâce à la libéralité de M. Charcot, nous avons pu examiner à fond quelques cas d'hémiplégie hystérique.

L'examen objectif ne montre pas la moindre différence des deux yeux.

La papille du nerf optique, les diamètres des vaisseaux, la rétine sont les mêmes des deux côtés. Mais les fonctions de l'appareil nerveux de l'œil du côté paralysé ont souffert d'une manière très-caractéristique.

L'acuité visuelle de cet œil est réduite à la moitié et moins de celle de l'œil sain.

La distinction de différents degrés de clarté a également diminué. Nous avons produit sur le disque rotatif de Masson deux cercles gris, par un mélange de blanc et de noir à quantités égales sur l'un, inégales sur l'autre. L'œil sain remarque la différence de 5° de blanc ou de noir, tandis que pour l'œil malade il en faut 10° et plus.

La perception des couleurs est aussi bien plus faible sur l'œil malade que sur l'œil sain.

Pour être reconnue, une couleur doit avoir une plus grande étendue ou une plus grande intensité pour l'œil malade que pour l'œil sain. Nous avons constaté cela en déterminant la distance à laquelle des objets colorés d'une grandeur donnée étaient reconnus, et en cherchant la quantité de couleur qu'il faut ajouter au blanc pour que l'œil malade la reconnaisse (1).

Les mélanges de couleurs, y compris le gris, produit par la composition de trois couleurs, font sur l'œil malade la même impression que sur l'œil sain, relativement à leur nuance, seulement pas relativement à leur intensité. Cela prouve que les hystériques examinées ne sont pas daltoniennes.

Le champ visuel général de l'œil malade est rétréci *concentriquement* et réduit à une étendue de 40° et moins dans chaque direction. Il n'y a donc décidément pas d'hémiopie.

Le champ visuel des couleurs est également rétréci proportionnellement au champ visuel général. Ainsi les limites du bleu et du jaune sur fond noir sont moins étendues que celles du blanc, puis viennent les limites de l'orange, du rouge, du vert, et enfin à 15° seulement du point de fixation celles du violet.

On remarque que l'ordre dans lequel se suivent les champs visuels des différentes couleurs est exactement le même que pour l'œil sain (2). Celui-ci est aussi moins étendu pour les couleurs dont nous

(1) Cette méthode d'exploration est nouvelle. Elle est basée sur notre découverte que la perception des couleurs dans la périphérie du champ visuel dépend de l'intensité de la couleur, et que la plupart des déperamatopes perçoit les couleurs dans la vision directe, comme l'œil normal dans la vision indirecte. (V. *Ann. d'ocul.*, janvier 1874, p. 1.)

(2) E. Landolt, *Il perimetro e la sua applicazione.* (*Annali d'obs. di Milano*, 1872.

nous sommes servis, seulement les différences sont loin d'être si considérables que chez les hystériques.

L'œil du côté paralysé se trouve donc dans des conditions tout à fait analogues à celles des autres sens du même côté, et tous les phénomènes oculaires peuvent être exprimés ainsi. Il faut une irritation plus forte (intensité de la lumière et des couleurs, différence de clarté) pour produire sur l'œil malade la même impression que sur l'œil sain ; de même qu'il faut une pression plus forte pour que les nerfs sensibles de la peau la perçoivent, etc.

Nous avons pu constater absolument les mêmes phénomènes chez une autre malade du service de M. Charcot, atteinte d'hémiplégie et hémichorée, etc.

L'œil du côté paralysé a également perdu une partie de son acuité visuelle. Le champ visuel est également rétréci concentriquement. La perception des couleurs a souffert d'une manière analogue à ce qui a lieu dans l'hémiplégie hystérique.

Nous nous proposons de publier les résultats de nos recherches *in extenso*, dès que nous les aurons complétées. Mais nous sommes heureux de pouvoir signaler déjà aujourd'hui cette découverte importante, par laquelle M. Charcot a enrichi l'exploration de l'organe visuel par rapport à la localisation des maladies cérébrales. »

Chorée. Il serait peut-être prématuré de discuter la localisation de la chorée des enfants (*chorea mi-*

nor). Nous nous bornerons à renvoyer aux brèves remarques qu'a présentées sur elle M. Charcot (1).

Migraine. — Une forme de la migraine bien étudiée par M. Lieving, s'accompagne d'aphasie. J'ai déjà, à plusieurs reprises, montré la signification de ce symptôme. J'en laisse tirer la conclusion.

Vésanies. — Dans les mélancolies et les manies, Meynert a prétendu qu'il y a prédominance de l'affection dans les lobes occipital et pariétal, parce que, dit-il, il y a toujours hypéresthésie des organes des sens. Ces vues demandent à être confirmées.

(1) *Progrès médical*, 1875, n° 6.

INDICATIONS ET DOCUMENTS BIBLIOGRAPHIQUES

(Les indications qui se trouvent dans la Thèse ne sont pas répétées ici)

Bibliographie de l'anatomie des circonvolutions cérébrales.

BURDACH, C. F. Vom Baue und Leben des Gehirns. 3 Bde· 4° mit 10 Tafeln. Leipsig, 1819 bis 1826.

ROLANDO. Della struttura degli Emispheri cerebrali. *Memorie della R. Accad. delle scienze di Torino.* Tome XXXV, p. 103, avec 10 planches. 4° 1829.

LEURET (FR.). Anatomie comparée du système nerveux considéré dans ses rapports avec l'intelligence. Tome Ier, in-8, Paris, 1839, avec atlas in-folio.

FOVILLE. Traité complet de l'anatomie, de la physiologie et de la pathologie du système nerveux cérébro-spinal. Première partie : Anatomie. I Bd. 8° et un atlas. in-4, Paris, 1844.

HUSCHKE. Schädel, Hirn und Seele des Menschen und der Thiere etc. Mit 6 Tafeln. Jena 1854. 2°.

GRATIOLET. Mémoire sur les plis cérébraux de l'homme et des Primates. Paris, 1854, avec 13 planches.

ID. 2e volume de l'Anatomie comparée du système nerveux de Leuret et Gratiolet, 1857, in-8°, et atlas in-folio.

ARNOLD. Bemerkungen über den Bau des Hirns und Rückenmarks etc. Zurich, 1858. 8°.

REICHERT. Der Bau des menschlichen Gehirns. Leipzig, 1859 bis 61. Zwei Bände mit 33 Tafeln. 4°.

HUXLEY. On the brain of Ateles Paniscus. With 1 plate. (*Proceedings of the zoological Society of London.* 1861. Nr XVII, pl. XXIX, page 247.)

ROLLESTON. On the *premier pli de passage.* (*Natural history review.* Vol. I, 211.)

ROLLESTON. On the affinities and Differences between the brain of man and the brains of certain animals. (*Medical Times and Gazette.* 1862. Vol. I, n° 608, P. 181.)

FLOWER. On the posterior lobes of the cerebrum of the quadrumana. With 2 plates.

— *Philosophical transactions*, vol. 152. London 1863. S. 185, plates 2 3.

BARKOW. Comparative Morphologie des Menschen und der menschenähnlichen Thiere. III. Thl. : Erläuterungen zur Skelet — und Gehirnlehre. Breslau 1865. 2°. (Taf. XII et XIII : Negergehirne.)

MARSHALL. On the brain of a Bushwoman and of the brains of two Idiots of europæan descent, with 9 plates (*Philosophical transactions.* Vol. 154. London 1865, p. 501, plate 15 bis 23.)

VOGT, (C.) Ueber d. Mikrocephalen oder Affen-Menschen. Mit 26 Tafeln (*Archiv. fur Anthropologie,* Band II, p. 129), et Mémoire sur les microcéphales (*Mémoires de l'Institut genévois,* Genève, 1867, p. 133 et suiv.)

LUYS. Recherches sur le système nerveux cérébro-spinal, etc. 1 vol. in-8 et atlas. Paris 1865, — et Iconographie photographique des centres nerveux. Paris, 1873, in-4 avec photographies.

TURNER. Notes more especially on the bringing convolutions in the brain of the Chimpanze. (*Proceedings of the royal Society of Edinburgh.* 1865 bis 1866. 8°.)

— The convolutions of the human cerebrum topographically considered. Edinburgh 1866. 8°.

PANSCH. De sulcis et gyris in cerebris simiarum et hominum, Comm. anat pro venia legendi, Kiel 1866. 4° mit einer Tafel.

MEYNERT. Der Bau der Grosshirnrinde und seine örtlichen Verschiedenheiten. (*Vierteljahrsschrift für Psychiatrie* von Leidesdorf und Meynert. Leipzig 1867, 1868.)

I. Jahrg., 1 Heft, S. 77 ; 2 Heft, S. 198.

II. Jarhrg. I. Heft, S. 88.

BISCHOFF. Die Grosshirnwindungen des Menschen mit Berücksichtigung ihrer Entwicklung bei den Fötus und ihrer Anordnung bei den Affen. *Aus den Abhandlungen der k. bair.*

Akademie der Wissenschaften. II. Cl., X. Bd., II[te] Abthlg. mit 7 Tafeln. Munchen 1868. 4°.

Ecker. Al. Die Hirnwindungen des Menschen, nach eigenen Untersuchungen. Braunschweig 1869. Mit in den Texte Holz.

Gromier. (J). Etude sur les circonvolutions cérébrales chez l'homme et chez les singes. *Thèse de Paris.* 3 planches. (travail fait sous l'inspiration de M. Broca. Paris, 1874).

EXPÉRIMENTATION ET FAITS CLINIQUES

Écorce grise.

J. Hughlings Jackson. — Le Dr Jackson, depuis quinze ans (*Med. Times and Gaz.*, 1861-62 and seq) a entrepris, à l'aide d'observations minutieusement recueillies, de localiser les centres moteurs des groupes musculaires, des membres dans certains points des hémisphères cérébraux, et bien avant Fritsch et Hitzig, dès 1865 (*London Hospital reports*), dans les circonvolutions cérébrales. Dans un excellent mémoire, (*West-Riding Lunatic Asylum Medical Reports* 1873, vol. III), il a récapitulé les faits principaux de ses théories, et il émet la théorie (p. 177) que *les lésions limitées destructives de quelques parties des hémisphères cérébraux ne donnent naissance à aucun symptôme apparent, tandis que les lésions déchargeantes de ces mêmes parties produisent des symptômes très-frappants.* Il considère ensemble l'hémichorée, l'hémispasme, et ce qu'il désigne par l'hémicontracture (un composé de paralysie et de spasme), comme la contre-partie de l'hémiplégie, et il appelle « hémikinèses » ces symptômes moteurs unilatéraux.

Ses principales publications, à notre point de vue, sont :

1864. London Hospital Reports.

1865. London Hospital Reports, vol. II.

1866. Medical Times and Lancet.

— Roy. Lond. Ophth. Hosp. Rep., vol. V, part. IV.

1868. Edinburgh Medical Journal.

1870. Saint Andrews Reports, vol. III, 1870.

1871 et 1872. Medical Times and Gazette.

1873. Lancet.

1874. Lecture on hemiplegia.

Ces publications renferment la théorie de la physiologie pathologique des affections convulsives, de l'aphasie, des autres paralysies et de la spécialité d'action des circonvolutions qui sont au voisinage du corps strié.

1874. A Physician, notes of ophthalmology.

Brochure composée de passages extraits des revues d'ophthalmologie : il essaye d'établir que l'on peut suivre les fibres nerveuses sensorielles jusque dans les circonvolutions cérébrales qui sont leur véritable périphérie.

SAMUEL WILKS (*Guy's Hospital Reports*, 1866, vol. XII, 3e série) soutient que l'épilepsie semble toujours se rattacher à l'irritation locale de la surface convexe du cerveau (p. 227). Sans vouloir nier qu'il puisse y avoir d'autres lésions, il dit en propres termes que la substance grise cérébrale est la *fons et origo mali*.

FRITSCH et HITZIG (*Reichert's u. du Bois-Reymond's Arch.*, 1870).

HITZIG (*Recherches sur la physiologie du cerveau, — Reichert's u. du Bois-Reymond's Archiv.*, 1873). — De nouvelles expériences entreprises par Hitzig n'ont fait que confirmer les résultats obtenus précédemment en appliquant de différentes façons les pôles d'un courant à la surface du cerveau.

Hitzig a encore observé que dans le cas de narcose à la suite d'inhalations d'éther, l'un ou l'autre centre cessait de réagir pendant un temps très-court, ce qui n'a pas lieu avec les autres anesthésiques.

Contrairement à une de ses assertions précédentes, il a pu établir l'existence d'un centre distinct pour les mouvements isolés des yeux, lequel centre se confond avec cette partie du centre du facial qui préside aux mouvements des muscles qui entourent l'œil.

HITZIG (*Untersuchungen über das Gehirn.* Berlin, 1874). —

Collection de ses Mémoires jusqu'au commencement de l'année 1874.

Hitzig (*Untersuchungen über das Gehirn*, (Neue Folge? Berlin, Hirschwald, 1874). (Je ne connais ce travail que par le *Med. Times and Gazette*, febr. 1875). — Hitzig rapporte des expériences qu'il a entreprises dans le but de démontrer que Ferrier s'est trompé en localisant d'autres mouvements et dans des centres situés ailleurs que ceux qu'il a découverts. Il a fait ses expériences sur 9 chiens, leur a enlevé, sur l'un des hémisphères, des portions circonscrites de substance grise à l'endroit que Ferrier désigne comme le centre des mouvements de patte antérieure droite par exemple, et aussi d'autres points; il a refermé la plaie et, plusieurs jours après, il a examiné les animaux; il n'a pas observé qu'ils fussent paralysés; il a seulement remarqué que dans le cas de certaines lésions, quelques sujets avaient quelques mouvements choréiformes d'un membre, ou bien le laissaient dans une position anormale. Il attribue ces résultats, qui paraissent favorables à Ferrier, à cette circonstance que la lésion a intéressé d'autres parties que celles qu'il a voulu comprendre, ou bien qu'il y a eu de l'inflammation secondaire.

Ferrier. Au meeting de l'association Britannique, à King's College (Londres, août 1873), il a montré publiquement, pour la première fois, sur un cerveau de singe, que des circonvolutions cérébrales de la partie antérieure du cerveau sont motrices (centres idéo-moteurs), tandis que les circonvolutions cérébrales postérieures seraient des centres sensitifs et sensoriaux. Ces expériences ont été rapportées succinctement par les journaux anglais.

Les expériences, avec le mémoire qui est édifié sur elles, ont été rapportés, — avec des figures, etc., — dans le t. III, année 1873 (oct.) du West Riding Lunatic Asylum medical Reports.

En février 1874, Ferrier a communiqué à la *Royal society of London* un volumineux mémoire, avec figures, etc., dans lequel il rappelle toutes ses expériences antérieures, plus quelques nouvelles instituées sur un grand nombre d'autres sujets. Il localise dans ce mémoire, le plus précis encore, les centres sensitifs et sensoriaux, et idéo-moteurs. Il se défend vivement des critiques formulées par M. Dupuy : la preuve la meilleure de la vérité de sa doctrine, que les courants électriques dont il se sert pour exciter le cerveau n'agissent pas par irradiation, mais seulement à l'endroit même où portent les électrodes, est qu'il peut toujours prédire à l'avance, en irritant tel centre de telle circonvolution, quel mouvement il obtiendra. Une analyse qui ne contient guère que les conclusions de ce mémoire a été publiée dans les Proceedings of the Royal Society, n° d'avril 1874, et dans le *London medical Record* (1874). Le t. IV du *West Riding Lunatic Asylum medical Reports* contient le dernier travail de Ferrier, dans lequel il essaye d'établir la portée pathologique de sa doctrine à l'aide de quatre observations suivies d'autopsie (quatre observations avec lésions multiples, paralysie générale, etc.) Au meeting de l'association Britannique, à Norwich (août 1874), il a parlé de nouveau de la localisation de l'épilepsie et de l'aphasie (*Brit med. Journal. — Association papers*, 1874).

Dupuy, thèse de Paris 1873.

Carville et Duret, Comptes rendus de la *Société de Biologie*, 1873-74.

Braun (*Beitraege zur Frage ueber die electrische Erregbarkeit des Groshirns,—Eckard's Beitr. zur Anat. und Physiol.* VII, 2 s.) — En excitant la surface du cerveau à l'aide d'un courant électrique, il a confirmé les résultats obtenus avant lui. Mais il admet de plus qu'on rencontre parfois sur un même hémisphère deux centres correspondant à un même groupe musculaire, par exemple pour les muscles de la nuque. Il cherche de plus à démontrer que ce sont les faisceaux de fibres pénétrant dans la substance grise qui sont le point de départ des mouvements observés.

J. Burdon Sanderson (*Proceedings of the Royal Society*, vol. XXII, n° 153, p. 368) conclut de ses expériences, entretreprises dans le but de vérifier les dénégations opposées par

Ferrier aux critiques de Dupuy, que les circonvolutions ne contiennent pas d'organes qui soient essentiels à l'accomplissement des mouvements musculaires. Il est, selon lui, probable que les centres des mouvements qu'a décrits Ferrier sont situés dans les masses de substance grise qui gisent sur le plancher, la paroi externe des ventricules latéraux.

Le même (Notiz über die directe Reizung des corpus striatum. Orig. Mitt. *Centralblatt*, 1874, 11 juillet, n° 33) soutient la même opinion et nie particulièrement le centre du facial. — Dans le numéro du 25 juillet, il est réfuté par Hitzig qui, après avoir fait remarquer que le courant galvanique est préférable pour une bonne localisation, invoque les paralysies expérimentalement produites par l'ablation de l'écorce.

Eckard (*Experimental Physiologie des Nervensystems*, p. 157), en coupant par tranches la partie antérieure du cerveau, aurait vu des mouvements se produire.

Westphal (*Archiv. für Psychiatrie*, t. IV, 2ᵉ Heft, p. 482) fait remarquer, à la suite de la revendication de M. Bernhardt en faveur de Griesinger (voir l'Introduction), qu'il a parfois observé chez les individus ayant des cysticerques dans le cerveau, non-seulement des mouvements convulsifs, mais parfois des mouvements ressemblant à des mouvements volontaires, associés et coordonnés. Il rapporte une observation.

Huguenin (*Pathologie générale des maladies du système nerveux*, p. 232). — « Une de mes observations semble avoir pour signification que le centre des mouvements qui se passent dans le bras d'un côté, se trouve à la face inférieure du lobe frontal du côté opposé. Un homme reçut un coup de fleuret, qui lui traversa le bulbe de l'œil, l'orbite du côté droit, en pénétrant à travers la face supérieure de la cavité orbitaire. Il perfora du même coup la substance corticale du cerveau dans le voisinage du sommet de la circonvolution unciforme, au point de jonction des première et troisième circonvolutions frontales. Le premier effet observé fut la paralysie des mouvements volontaires du bras gauche; les mouvements réflexes subsistaient encore, puis il se produisit une abondante extravasation sanguine. Le sang pénétra dans le ventricule, et la mort s'ensuivit. Ce qui semble démontrer que les nerfs qui se rendent aux muscles du bras, ont leur centre *ultime* dans le point précité. »

Cette conclusion de M. Huguenin ne me paraît pas nécessairement découler du fait. On ne voit pas pourquoi il veut placer superficiellement vers le sommet du lobe sphénoïdal le centre *ultime* des mouvements du bras, car la blessure, qui paraît avoir été profonde, a pu sectionner, en un point quelconque, les conducteurs venant d'un autre point de l'écorce.

Bernhardt. *Klinische Beitræge* (*Archiv., für Psychiatrie*, t. IV, p. 698). — Obs. I : Femme de 41 ans, *tuberculeuse* présentant des accès au début desquels on observe des mouvements convulsifs des muscles orbiculaires des deux côtés, des fléchisseurs de la main droite, et du sterno-mastoïdien du même côté. Peu à peu les mouvements convulsifs se généralisent, et aboutissent à une véritable attaque d'épilepsie, avec renversement de la tête en arrière, écume à la bouche, perte complète de la connaissance durant 2 à 3 minutes, suivie d'une période de manie ; les articulations du bras droit étaient contracturées à l'issue de la crise ; la jambe droite était également un peu contracturée, et la malade avait de la peine à se soulever. Trouble intellectuel croissant, signes d'aphasie, hypéresthésie de la peau, surtout au niveau des extrémités inférieures, et qui disparut ensuite. Affaiblissement considérable du bras gauche.

Autopsie. — Néoplasmes tuberculeux dans l'épaisseur du lobe pariétal, en particulier dans la partie supérieure et latérale, et dans la partie médiane de la circonvolution centrale postérieure (*Pariétale ascendante*).

Id. — Obs. II : Femme de 50 ans. Faiblesse subite et considérable du bras gauche durant quelques minutes, en 1873. Quelques semaines plus tard, mouvements cloniques dans tous les muscles du membre supérieur (main, avant-bras et bras), et se reproduisant tous les 3 ou 4 jours. Jamais de perte de la connaissance ni de troubles psychiques. Parfois ces mouvements cloniques étaient douloureux, et toujours ils étaient suivis d'un affaiblissement du bras gauche. A la même époque, engourdissement du bras gauche, qui finit par être complétement paralysé au commencement du mois de mars. La jambe gauche devient plus faible. Jamais on n'y a observé de spasmes. Absence complète de tout autre trouble fonctionnel à cette époque.

Quinze jours après, céphalalgie violente, vomissements; ces accès de mouvements cloniques s'accompagnent d'une légère perte de la connaissance, rotation de la tête à gauche, mouvements spasmodiques des muscles énervés par le facial gauche. Une seule fois ces mouvements spasmodiques ont été observés simultanément du côté des muscles du membre inférieur gauche. Affaiblissement croissant de la moitié gauche du corps, articulations douloureuses, insomnie, rétention d'urine, décubitus, mort.

Autopsie. — Dure mère et pie-mère hypérémiées, non adhérentes. Tumeur jaunâtre de consistance molle, siégant dans la partie moyenne du lobe temporal droit, ne dépassant pas la surface du cerveau et atteignant la grande scissure. La substance blanche du centre de Vieussens à droite, est déprimée en bas et en dedans, de telle sorte que la lumière du ventricule latéral correspondant est presque entièrement effacée. La portion de substance médullaire environnant la tumeur est colorée en jaune et ramollie.

Id. — Obs. III. Femme de 34 ans. Céphalalgie subite et violente, qui persiste encore neuf jours après. A cette époque, mouvements difficiles de l'extrémité supérieure gauche, dont elle finit par ne plus pouvoir se servir. La céphalalgie persiste. Pas de troubles psychiques. Le sillon naso-labial gauche est effacé. La commissure labiale à droite est plus élevée qu'à gauche. Les paupières se ferment également bien des deux côtés. Pas de déviation ni de mouvements fibrillaires de la langue. Sensibilité intacte en tous points. Fonctionnement normal des membres du côté droit et du membre inférieur gauche. Faiblesse du membre supérieur du même côté. Douleurs dans le mollet gauche pendant la marche. Excitabilité électrique partout intacte. Sous l'influence de l'administration de l'iodure de potassium, la céphalalgie disparaît, et les mouvements deviennent plus faciles dans le membre supérieur gauche. Mort subite un an après le début de la maladie.

Autopsie. — Anévrisme de la carotide interne droite, siégeant immédiatement au-dessus de l'émergence du vaisseau dans la cavité cranienne, au niveau de l'origine de la communicante antérieure, et adhérant au lobe temporal, dans le voisinage du nerf optique. Infiltration hémorrhagique de la substance corticale dans une grande étendue, sans participation de la substance blanche. La fosse sylvienne, du côté droit, est remplie de caillots sanguins qu'on trouve également en grande abondance en d'autres points du cerveau.

Callender (*S.-Barth. Hosp. Reports*, 1867 et 1869, et *London Med. chir. Transact.*, 1871, cité par Wernher, *Virch. Arch.*, LVI, p. 304). — « Le principal but de ses travaux c'est d arriver à démontrer, à l'aide de la statistique, combien les convulsions sont plus fréquentes à la suite des lésions portant sur la moitié droite du cerveau (comme il arrive pour l'aphasie), et que, dans les cas où on observe des convulsions, ces lésions n'intéressent que les parties plus superficielles que le corps calleux. D'après ses recherches, les lésions sont suivies plus fréquemment de convulsions quand elles atteignent les membranes du cerveau aux environs de l'artère méningée, ce qu'il tente d'expliquer en faisant remarquer que l'artère méningée et ses principales branches sont entourées de nombreux vaso-moteurs dont les lésions entraînent des troubles circulatoires dans les portions correspondantes du cerveau, et que celles-ci en ressentent un choc qui se traduit par des mouvements inutiles. Callender a observé des paralysies sans convulsions, dans les cas de lésions des couches optiques, des corps striés, du pont de Varole, et elles ne s'accompagnaient de convulsions que quand les parties superficielles du cerveau situées dans le voisinage de l'artère méningée étaient atteintes. On voit combien Callender était près de la vérité, et si les résultats physiologiques qui nous sont connus aujourd'hui étaient venus à son aide, il aurait certainement cherché l'explication de ces phénomènes pathologiques non dans la lésion des vaso-moteurs, mais bien dans celle des parties superficielles du cerveau. »

Id. (particulièrement dans *S.-Barth. Hosp. Reports*, 1869, vol. V, p. 26). — A toujours constaté de la douleur quand la substance corticale était lésée. Il remarque combien il est frappant que dans les nombreux cas qu'il a analysés (XCIX), les lésions profondes des corps striés, des couches optiques ou des deux ensemble, lorsqu'elles n'intéressaient pas la substance corticale, n'ont jamais donné naissance à de la douleur. Les malades, au moins, dans ces cas, ne s'en sont jamais plaints.

Th. Simon (*Berliner kl. Wochensch.*, 1873). — Une observation peu probante parce que les lésions étaient trop étendues.

Menzel. *Un Caso di afasia traumatica.* (*Il Morgagni*, 1873). — Mouvements convulsifs; lésion probable de l'écorce; pas d'autopsie.

Hertzka (de Pesth). — Une observation sans autopsie (*Deutsches Archiv.*, XIV).

Lucas-Championnière (*Union médicale*, 2 févrierl 1875.) — Convulsions; trépan. Guérison.

Stark (*Berlin klinische* Wochenschrift, 1874, n° 33). — Convulsions dans un cas de lésion ancienne de la circonvolution, frontale ascendante.

Bateman (*on Aphasia or Loss of speech, etc.*, 1870) ne considère pas le centre cérébral du langage comme démontré. Cet ouvrage, qui renferme beaucoup d'observations, a eu une deuxième édition l'année dernière.

Broadbent. *On the cerebral convolutions of a Deaf and Dumb Woman*, (*Journal of anatomy and physiology*, Camb. and Lond., 1870, vol. IV, p. 225) a trouvé à l'autopsie d'une femme sourde et muette que le cerveau pesait le poids normal, mais que la circonvolution frontale gauche était comparativement de fort petite dimension et de forme rudimentaire.

Couches optiques.

MEYNERT (*Medicin. Jahrbücher*, 1872, p. 188). — Dans un cas de maladie mentale, Meynert a en outre diagnostiqué une affection de la couche optique. Il s'agissait d'une jeune fille de 14 ans, démente, qui du 23 février au 5 avril, présenta une attitude singulière. La tête était tournée en arrière et à droite, et inclinée en même temps en bas. L'avant-bras droit était fléchi à angle droit, de même que les doigts, qui saisissaient un pan de la robe. Le bras gauche était dans l'extension, saisissant un autre pan de la robe. Cette attitude était-elle le résultat de la démence ou plutôt celui d'une complication dont il était possible de localiser le siége d'une façon plus précise? En raison de la durée de cette attitude, il pensa qu'elle devait être attribuée à une cause matérielle plutôt qu'à une idée fixe, et sa ressemblance avec l'attitude obtenue expérimentalement chez certains mammifères, à la suite de lésions de portions déterminées du cerveau, le confirme dans cette idée.

Les expériences en question sont celles de Schiff. Après une section intéressant la couche optique gauche, l'animal, s'il veut exécuter un mouvement volontaire, laisse tomber sa tête à droite, tandis que ses pattes de devant se portent à gauche, de telle sorte qu'à droite ce sont les fléchisseurs et à gauche les extenseurs qui semblent entrer en jeu. Meynert n'admet pas l'explication de Schiff, qui croit que l'attitude de l'animal résulte de la paralysie des rotateurs gauches de la colonne vertébrale, des muscles fléchisseurs du membre antérieur gauche, et des extenseurs du membre antérieur droit. D'après lui, les couches optiques ne déterminent que les mouvements inconscients, réfléchis du dehors. Toutefois ces actes réflexes ne peuvent se produire, sans avoir pour témoins les hémisphères, de telle sorte que les mouvements réflexes s'accompagnent de sensations du mouvement, lesquelles sensations sont conservées dans les hémisphères comme des images de ces mouvements. Ainsi s'expliquent les larges communications existant entre la couche optique et la substance corticale du cerveau, lesquelles doivent être considérées comme centripètes, déterminant des sensations d'innervation tandis que les impulsions partant des lobes du cerveau ne sont point transmises aux couches optiques. Goltz ayant démontré que des grenouilles, qui ne conservent intacts que les tubercules quadrijumeaux et les couches optiques, peuvent reprendre leur position d'équilibre, il faut admettre que ces ganglions, y compris les couches optiques, sont les centres d'innervation des muscles qui entrent en jeu pour maintenir le corps dans une pareille attitude; et en cela la conscience n'entre pas en question activement. Mais puisque la couche optique corrige les attitudes dans lesquelles l'équilibre est rompu, il doit être un centre impressioné par la sensation musculaire qui annonce cette perturbation de l'équilibre; ses altérations doivent induire en erreur la conscience dans l'orientation des attitudes du corps. Se basant sur ces considérations, l'auteur admet que le sens musculaire normal fait défaut à la malade dans certains groupes de muscles (extenseurs gauches, fléchisseurs et rotateurs droits), elle cherche donc à l'obtenir par la contraction forcée de ces mêmes muscles. Pour ce qui est des relations tantôt croisées, tantôt directes de la couche optique avec les muscles en question, Meynert suppose que les altérations de la couche optique gauche affectent la sensation musculaire correspondant aux rotateurs de la tête, et aux fléchisseurs du bras du côté droit, et aux extenseurs du bras du côté gauche. Les connexions de ces derniers avec la couche optique sont donc directes, et celles des premiers avec cette même couche optique sont croisées.

A partir du 5 avril, le bras gauche, jusque-là dans l'extension, se mit également dans la flexion, ce que Meynert explique en admettant que la lésion a dépassé la ligne médiane pour envahir la couche optique du côté droit. Les connexions des fléchisseurs avec la couche optique étant croisées, et de plus, les fibres entre-croisées étant voisines de la ligne médiane dans les couches optiques, on comprend que l'extension de la lésion ait son retentissement en premier lieu sur les muscles du côté opposé. Meynert prévoit également l'objection qu'on lui fera, relative aux nombreuses autopsies dans lesquelles on trouva des altérations de la couche optique, sans que pendant la vie on eût observé l'attitude décrite par Schiff. Il pense que chez un individu dont le fonctionnement des hémisphères est normal, les effets des altérations des couches optiques peuvent être effacés, alors qu'il y a d'autres motifs capables de déterminer des mouvements (volontaires). Chez la malade torpide en question, dans le courant d'une mélancolie atonique, il n'y a plus assez de force vitale dans les hémisphères pour provoquer des mouvements voulus. Dès lors prédominent les effets produits par le trouble du sens musculaire.

Pour ce qui est de la nature de lésion, Meynert croit, vu la complication de phthisie pulmonaire, que c'est une tumeur tuberculeuse. Il y a de plus à noter qu'il y avait à droite de la névrite retro-bulbaire, atrophie complète des vaisseaux, surtout dans la moitié externe de la papille, perception de la lumière affaiblie.

Autopsie. — Sclérose avec induration des pédoncules cérébraux et des couches optiques avoisinantes.

Id. (*Virchow's Jahresbericht*, 1873. II, p. 70). — Obs. II : Jeune garçon de 4 ans, chez lequel la maladie débuta par de la céphalalgie occipitale. Plus tard la céphalalgie siége dans la région frontale, elle s'accompagne de vertiges, de ptosis intense avec paralysie du nerf oculo-moteur et du pathétique. De plus, légère parésie des membres du côté gauche avec tremblement.

Il porta le diagnostic des tubercules dans le cerveau ; et vu la paralysie croisée des muscles de l'œil et des membres, il localisa le siége de la maladie dans le pédoncule cérébral, tout en prévoyant que la lésion devait avoir envahi la couche optique, en considération de ce fait que le jeune malade avait, pendant un temps assez long, tenu sa *tête* tournée à gauche, le bras gauche dans la flexion, le bras droit dans l'extension.

Dès que son attention venait à être fixée sur cette attitude, résultat d'une sensation musculaire trompeuse, il la corrigeait.

L'autopsie confirma le diagnostic.

Remy. — Foyer ocreux de la couche optique (*Bulletin de la Société Anatomique*, 26 février 1875).

Tubercules quadrijumeaux.

Massot (*Lyon médical*, 1872, t. X, n° 15) a publié un cas intéressant de cancer de la glande pinéale avec *polyurie*. Nous le résumons ici.

Le 4 avril 1871, entrait à l'hôpital de la Croix-Rousse dans le service de M. Tripier, auquel succéda M. Mayet, un garçon de 19 ans. Il était manifestement atteint de polydipsie et de polyurie. Il buvait de 25 à 28 litres par jour et rendait la même quantité d'une urine claire sans sucre ni albumine.

La maladie s'était développée progressivement depuis un an.

Pendant l'administration de la teinture de castoréum, la soif diminua et tomba à 12 litres, quant tout à coup, le 5 juillet, au moment de la visite, le malade fut pris d'une crise épileptiforme dont on ne vit que la fin; le malade s'était assez agité pendant dix minutes; il avait un sentiment de constriction à la base du thorax qui remontait le long du *sternum* et ses mâchoires étaient spasmodiquement serrées. Pareil accident s'était produit quelques jours avant.

Le 12 juillet, le malade ne buvait plus que cinq ou six litres; quelque temps après, le malade ne buvait plus que deux litres.

Pendant cette diminution si rapide de la soif et même quelque temps avant, le malade ressentait une céphalalgie qui, sans être très-intense, était cependant assez notable.

Le 13 septembre, on constatait une violente céphalalgie siégeant de chaque côté à l'union de la région frontale avec les régions temporales; continue, gravative, exacerbante, elle fait pousser au malade des plaintes continuelles.

Les paupières clignotent continuellement; l'œil gauche présente du strabisme interne; si le malade essaye de regarder en haut, ce qu'il fait avec peine, il y a un peu de diplopie; la vue est distincte, mais elle a faibli. Le malade a maigri, perdu ses forces; la peau est sèche, écailleuse; l'intelligence est saine, mais la parole est lente; il traîne sur les mots.

Immobile dans son lit, le malade ne se déplaçait qu'avec une extrême lenteur.

Les forces déclinèrent rapidement, et six jours après, les membres inférieurs, notablement plus faibles que les supérieurs, refusaient de le soutenir.

Toutes les variétés de la sensibilité furent trouvées normales. Bientôt le malade eut des vomissements, d'abord peu nombreux, puis plus fréquents, après l'ingestion de liquides. Le premier de ces vomissements remontait à l'apparition de la céphalalgie.

La soif diminua encore et le malade ne but même plus son litre de tisane; mais aux douleurs de tête sus-indiquées s'en ajouta une autre occupant l'occiput.

Les facultés intellectuelles se troublèrent; le malade perdit la mémoire et ne savait plus bien ce qu'il voulait ni ce qu'il disait, mais il le reconnaissait lui-même; les réponses étaient encore plus lentes. Le 23 septembre, il eut une absence et malgré sa faiblesse il put se promener à peine vêtu dans l'hôpital.

Au commencement d'octobre, cet état s'aggrava encore, le malade était somnolent et plus abattu; le clignotement des paupières était continu; le pouls petit et très-lent; la perversion des facultés intellectuelles fut totale, et le 9 octobre le malade mourut dans le coma.

Autopsie. — Le moteur oculaire commun gauche est soulevé, le droit va directement en avant.

La pie-mère est assez injectée, très-adhérente au cerveau dont on ne peut la séparer; la consistance de celui-ci est normale ; les ventricules latéraux, surtout le gauche, sont distendus par un épanchement d'un liquide blanchâtre. Un peu en avant des tubercules quadrijumeaux, on trouve une masse dure que l'on incise directement d'avant en arrière ; c'est une tumeur d'une consistance un peu inégale, mais toujours supérieure à celle du cerveau. Les tubercules quadrijumeaux antérieurs la recouvrent un peu en arrière vers sa partie médiane, et elle les dissocie quelque peu; elle occupe la place de la glande pinéale, un peu à droite de la ligne médiane ; sa forme générale est ellipsoïde ; elle présente à sa surface des bosselures relativement assez volumineuses.

Diamètre antéro-postérieur...............	33^{mm}
— transversal....................	30^{mm}
— vertical........................	28^{mm}

L'examen histologique a montré que la tumeur cérébrale était un carcinome.

Pédoncule cérébral.

HERMANN WEBER. — *A contribution to the Pathology of the crura-cerebri.* (*Medico-Chirurgical Transactions*, vol. XLVI. 1863, p. 121 et seq.)

OBSERVAT. — L., âgé de 52 ans, atteint d'une maladie des valvules de l'aorte. Le 8 mai 1862, peu après un dîner modéré, on le vit se lever, pâle, de la chaise et tomber sur le côté droit. Il paraît avoir perdu connaissance durant quelques minutes. La bouche était tirée à gauche. Quelques heures après, on le trouva en pleine connaissance, mais atteint d'une paralysie complète du côté droit depuis la figure jusqu'aux orteils, avec chute de la paupière supérieure gauche et strabisme. Quelques jours après, on observa que lorsqu'il montrait la langue, elle déviait à droite; la moitié droite est chargée, la moitié droite du voile du palais est pendante, les muscles du côté droit du thorax, bien que non paralysés, agissent moins bien que leurs congénères de gauche.

Avec l'œsthésiomètre de Sieveking, on interroge la sensibilité et l'on trouve :

	A gauche.	A droite.
Menton..............	7.6 mm.	15.2 mm.
Joue.................	12.7 mm.	22.8 mm.
Surface palmaire de l'index................	2.54 mm.	10.1 mm.
Milieu du dos de la main, diamètre transverse..	33.0 mm.	101.6 mm.
Milieu du coup de pied, diamèt. longitudinal..	40.24 mm.	101.6 mm.
Milieu du coup de pied, diamètre transverse..	27.9 mm.	91.6 mm.

La sensibilité sur les autres parties du corps a toujours paru au moins trois fois plus obtuse à droite qu'à gauche. La pupille gauche est trois fois plus large que la droite. . . .

Après de légères améliorations générales, le malade est pris de broncho-pneumonie. Mort.

Autopsie. — Les muscles du côté droit sont plus grêles que ceux du côté gauche. Le crâne, les membranes, etc., sont normaux. A la base du crâne, on voit que l'artère basilaire est plutôt rigide, et contient plusieurs points d'athérome ; on voit la même chose sur les portions cérébrales de la carotide interne, et aussi sur les artères cérébrales moyenne et postérieure gauches. La substance des hémisphères et celle de leurs ganglions et commissures, les ventricules et leur contenu ne présentent rien d'anormal. Le pédoncule cérébral gauche paraît très-légèrement plus large que le droit, la couleur étant à peine dissemblable entre les deux cependant. Le nerf (3e) gauche paraît sensiblement dévier vers la droite. En faisant une coupe horizontale à travers la partie inférieure du pédoncule, on voit un caillot oblong, logé dans la moitié interne, lequel mesure à peu près 15 millimètres de long, sur 6^{mm},3 de large et autant de profondeur. Il est situé très-près de la surface interne et inférieure, n'en étant séparé que par une mince couche de substance nerveuse; il commence immédiatement en avant du pont de Varole. Le caillot est noir et sec (c.-à-d. non récent). Le tissu ambiant est coloré en ocre dans l'épaisseur d'à peu près $1^{mm},8$, et plus consistant que le reste du tissu nerveux.

A l'œil nu, il n'y a pas de différence entre les deux nerfs de la troisième paire. Le cervelet, le pont de Varole et la moelle allongée n'ont rien d'anormal.

FLEISCHMANN. — Un cas de lésion du pédoncule cérébral. *Wiener med Wochenschrift*, 1871.

Chez un garçon de 2 ans, tubercule développé dans la couche optique du côté gauche, transformée en une masse dure, caséeuse, et ayant envahi le pédoncule cérébral du même côté en détruisant complétement les fibres du bord interne de ce dernier, tandis que les fibres du bord externe s'étendaient en voûte au-dessus de la tumeur pour pénétrer dans la substance du cerveau. Les symptômes étaient : 1° paralysie partielle du moteur oculaire commun gauche, l'œil gauche était en rotation externe, la paupière supérieure gauche était abaissée, la pupille dilatée, et ne réagissant plus sous l'influence de la lumière; 2° paralysie des rameaux du facial, qui innervent les muscles de la commissure labiale, avec conservation de l'excitabilité électrique; 3° paralysie des muscles du tronc et des extrémités du côté droit, tremblements dans la main droite; 4° diminution de la sensibilité cutanée du côté droit, la tête exceptée; 5° ophthalmie avec troubles de nutrition de la cornée; 6° oscillations sthermométriques quotidiennes anormales : (1 degré à 2°,1 de différence, du matin au soir 36°,1 à 40°.7). D'une façon générale la température dépassait la normale, circonstance qui, jointe à la coloration fréquente de la face et de la peau, indiquait le relâchement des muscles vasculaires. La rétine et la choroïde de l'œil gauche étaient hypérémiées; il y avait, de plus, hypérémie capillaire de la papille du nerf optique; 7° selles et urines involontaires.

INDICATIONS HISTORIQUES.

MORGAGNI (*Recherches anatomiques sur le siége et les causes des maladies*; deuxième lettre : *De l'apoplexie sanguine*, traduites du latin par A. Desormeaux et Destouët.)

P. 113. « Je commencerai par un très-grand personnage, dont l'histoire, pour cette raison, a été décrite par Valsalva avec plus de soin. Ant.-Fran. Sanvitali, cardinal S. R. E., de taille moyenne, goutteux (récit de l'attaque d'apoplexie). Ce qui pouvait faire présumer que l'apoplexie était sanguine, c'était la surabondance du sang annoncée par un teint coloré, surtout sur un vieillard dont les vaisseaux, déjà endurcis par l'âge même, et resserrés par l'approche de l'hiver, étaient très-exposés à la rupture par cette double cause... Au contraire, on retira tout l'avantage possible de la saignée, surtout de la veine jugulaire du côté droit, comme Valsalva, qui était accouru de Bologne, la prescrivit savamment d'après ses propres observations sur les hémiplégiques, qui furent également confirmées par la dissection de ce sujet. En effet, la lésion existait dans la partie droite du cerveau, tandis que la partie gauche du corps était paralysée : vous verrez que cette disposition se trouvera aussi dans les dissections suivantes...

P. 143. Je ne conçois pas clairement comment, à l'inspection du cadavre, on peut conjecturer que la lésion existe dans le cervelet ou dans le cerveau, quoique je soupçonne, d'après ce que j'ai dit, en passant de l'interruption prompte de la respiration par la lésion du cervelet, et des déjections alvines et d'autres considérations analogues qu'on puisse faire des recherches sur cet objet. Harder conclut, il est vrai, par la lividité de la face et des lèvres et par des séries de sang répandues çà et là de mille manières le long et sur les côtés de l'épine du dos, qu'il y avait eu aussi suffocation chez un apoplectique mort subitement, sur lequel on trouva du sang grumeleux et adhérent autour du cervelet. Observation que vous trouverez dans le *Sepulchretum*.

Haller (*Elementa physiologiæ*, t. IV. *Lausanne*, 1762). — Ne doute pas que chaque nerf tire ses propriétés physiologiques d'un point déterminé des centres. D'après le mode d'origine des nerfs, il ne pense pas que ce point central soit nettement délimité; il comprend une portion plus ou moins considérable du cerveau.

Richerand (*Nouveaux éléments de Physiologie*, 7e édition, t. II, p. 164). — « On doit conjecturer, avec beaucoup de vraisemblance, que chaque perception, chaque classe d'idées, chaque faculté de l'entendement est attribuée à telle ou telle partie du cerveau; il nous est, à la vérité, impossible d'assigner les fonctions spéciales de chacune, de dire à quoi sont destinés les ventricules, quel usage remplissent les commissures, ce qui se passe dans les pédoncules; mais il est impossible d'étudier un arrangement aussi combiné et de penser qu'aucun dessein n'y est attaché. »

Magendie (*Leçons sur les fonctions du système nerveux*. Paris, 1839). — « Magendie, s'affranchissant des théories des phrénologues, fonda ses théories sur la stricte observation des faits. En voyant les animaux progresser en avant quand on lésait leurs corps striés, il attribua à ces derniers la propriété d'enrayer la progression en avant, etc. » (Wundt, *Grundzuge der physiologischen Psychologie*, 1873).

Longet (*Traité de physiologie*, t. III). (Beaucoup d'indications.)

Béclard (*Traité élémentaire de physiologie*). (*Id.*)

Phrénologie.

Margarita philosophica, petit ouvrage qui date des premiers temps de l'imprimerie, est un système de phrénologie aussi complet que celui de Gall; il contient une gravure sur bois représentant un crâne divisé en petits compartiments, correspondant aux diverses facultés. (*Société Anthropologique*, 1861.)

GALL ET SPURZHEIM (*Anatomie et physiologie du cerveau*. Paris, 1810). Volumes II-IV. — Gall a érigé l'étude de la localisation des fonctions cérébrales en véritable système. L'idée fondamentale de sa phrénologie, c'est que le cerveau est constitué par des organes internes, analogues aux organes externes des sens. Aussi appelle-t-il les différentes facultés localisées dans le cerveau des sens internes. Il en distingue 27, et pour les désigner il se sert, selon les besoins, des expressions de sens, d'instinct de talent. Quant aux facultés de l'âme, telles que la perception, la compréhension, la raison, la volonté, etc., elles n'ont pas, selon Gall, de localisation déterminée ; elles interviennent dans le fonctionnement de tous les organes du cerveau et des sens. On connaît, d'après son récit, la circonstance qui appela son attention sur la possibilité de rattacher au cerveau les différentes *facultés*. Il était surpassé dans ses études par des condisciples doués d'une très-grande mémoire, qui se liait à une forte saillie des globes oculaires. Plus tard, dit-il, et après bien des hésitations, il conclut de cette saillie à une saillie du cerveau, qui la déterminat, et, généralisant son hypothèse, il eut l'idée de rattacher à d'autres saillies cérébrales analogues les autres facultés de l'intelligence.

Dans un ouvrage intitulé : *Rejet de l'organologie phrénologique*, Paris, 1843, et dont beaucoup de pages sont écrites dans le style d'un pamphlet, M. Lelut s'exprime sur Gall de la manière suivante :

« Il ne demanda rien à la philosophie alors régnante ; les facultés qu'il voulut relier successivement à des organes de l'extérieur du cerveau n'étaient pas autre chose que des penchants des aptitudes, des sentiments. Il voulait faire de l'organologie et aucunement un système de psychologie. Plus tard, il fallut penser au système qui, d'ailleurs, se faisait de lui même au fur et à mesure et sans règle. Bischoff mit alors de l'ordre dans cette liste ; il la commença par les facultés les plus animales, la continua par celles qui présentent de moins en moins ce caractère, enfin la termina par celles qui sont l'apanage exclusif de notre espèce ; Gall avait déjà groupé et rapproché les unes des autres les facultés, en procédant des plus animales aux plus intellectuelles. Les choses en étaient là quand Spurzheim donna à la psychologie phrénologique la forme scientifique que nous lui voyons. Il retoucha souvent son système, plaçant et déplaçant les attributions des organes, modifiant aussi la dénomination; il voulut donner aussi une couleur anatomique, et ce fut *Niklas*, un jeune anatomiste, qu'il chargea de ce travail; celui-ci s'occupa à établir le système des fibres divergentes et convergentes, et celui des fibres commissurales. Pendant ce temps, Gall vulgarisa. Il songea à publier un prodrome de ses idées « sur les fonctions du cerveau chez l'homme et chez les animaux »; il fait connaître son but à son ami de Retzer, homme de lettres de Vienne et chef de la censure impériale (1798). Il veut prouver que l'on peut reconnaître différentes dispositions et inclinations par les protubérances ou les dépressions qui se trouvent sur la tête et sur le crâne, et présenter d'une manière plus claire les plus importantes vérités et conséquences qui en découlent pour l'art médical, pour la morale, pour l'éducation et pour la législation. Il se fit vulgarisateur, voyagea avec Spurzheim. Comme Socrate, il est joué sur la scène, on expose son système dans des pièces de théâtre. Salons, prisons, hospices, tout est visité. »

Lelut (*Rejet de l'organologie phrénologique*). — « Le premier auteur dans lequel je trouve exprimé d'une manière incontestable, bien qu'elle ne semble pas lui être personnelle, l'affectation de certaines parties du cerveau aux principales facultés intellectuelles, c'est *Némésius*, évêque d'Emèse, qui vivait au IVe siècle. *Il admet que les cavités antérieures du cerveau sont le siège du sensorium commune et de l'imagination, que sa cavité moyenne est celui de la raison ou de la pensée, enfin que sa cavité postérieure, située dans le cervelet, est le siège de la mémoire;* et il donne, en preuve de ces déterminations, des raisons tirées de ce que nous appellerions maintenant l'anatomie pathologique.

Depuis Némésius ou, si l'on veut, depuis le temps où il vivait, ce devint une doctrine vulgaire dans la philosophie et dans la physiologie. Elle put varier, et dans ses détails et dans son expression, mais elle se retrouve en définitive dans presque tous les philosophes et physiologistes : dans les Arabes, Avicenne et Averrhoës ; dans les philosophes scholastiques, Hugues de Saint-Victor, Albert le Grand, saint Thomas, Duns-Scott ; dans les physiologistes, Mundini, Berenger de Carpi, Vieussens, Colombo, Willis, et cent autres de plus en plus modernes. »

P. 23. « Il n'était question, dans Galien et Némésius, que de rallier au cerveau, dans des parties plus ou moins séparées les unes des autres, les facultés de l'entendement proprement dit, depuis la perception jusqu'à la raison. C'est dans *Willis* que je rencontre, pour la première fois, une vue nouvelle. Cet anatomiste établit en outre et en même temps, et presque au même lieu, l'organe de l'*appétit*, faculté qu'il appelle active et motrice. Puis, lorsqu'il traite du cervelet et de ses usages, il place dans ce dernier organe le siége de divers instincts secondaires, dont cet appétit serait ainsi, dans le cerveau, le représentant et le régulateur, les instincts de la respiration, de l'alimentation, de la succion du mamelon, de la construction des nids, celui enfin de la musique.

Donc il veut réunir dans cette affectation ses facultés affectives et morales à ses facultés purement intellectuelles. »

FLOURENS (*Examen de la phrénologie*). — Paris, 1851.

Le catalogue de la Bibliothèque nationale (*Sciences médicales.* T b. 48 et seq.), renferme de plus *l'indication* d'une centaine de publications. J'y renvoie le lecteur désireux d'approfondir le sujet.

Pl. I. *Fig. A*

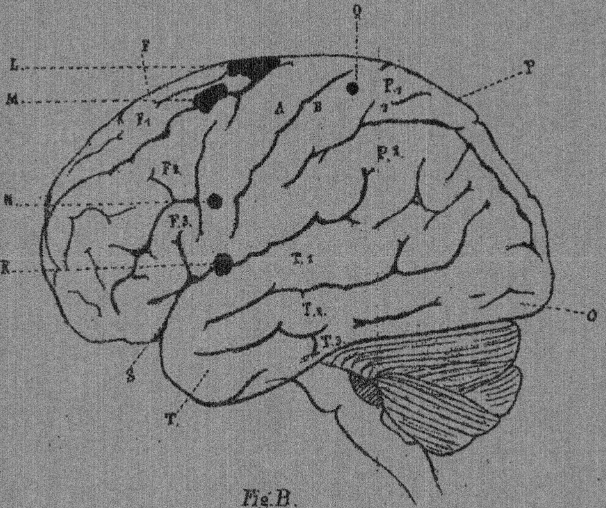

Fig. B.

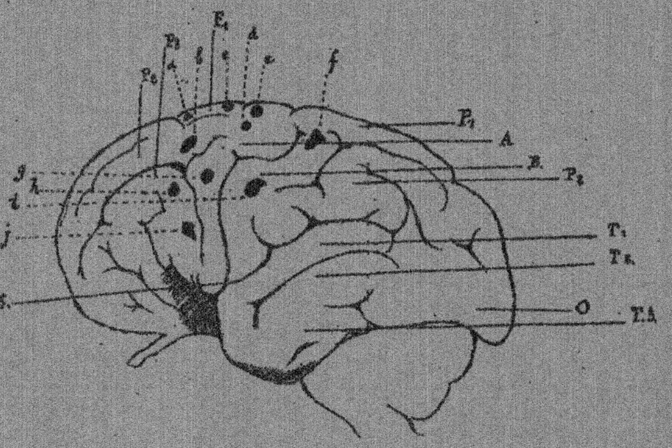

Pl. II. *Fig. C.*

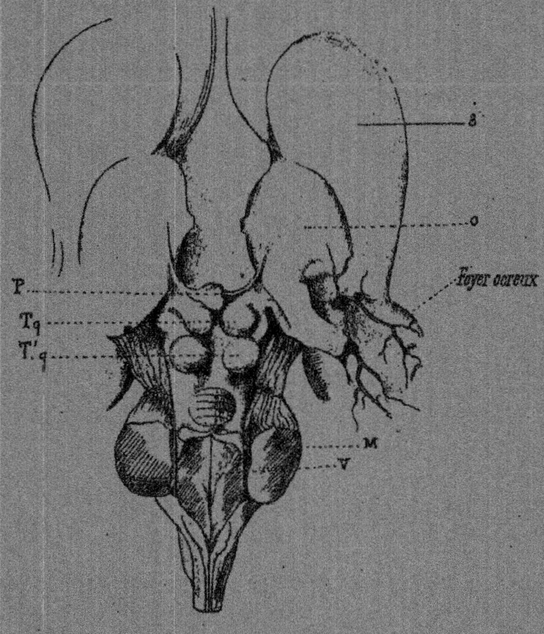

EXPLICATION DES PLANCHES

Planche 1. — *Figure A.*

Face latérale du cerveau humain d'après Ecker.
A. Circonvolution frontale ascendante (marginale antérieure).
B. Circonvolution pariétale ascendante (marginale postérieure) séparée de la précédente par la scissure de Rolando.
F1 / F2 / F3 } Première, seconde et troisième circonvalation frontales.
P1 / P2 } Circonvolutions pariétales (séparées par le sillon interparietal).
S. Scissure de Sylvius.
T1 / T2 / T3 } Circonvolutions temporales.
O. Circonvolutions occipitales.
L. Point où existait l'hémorrhagie, dans l'observation I.
M. Point où existait la lésion dans l'observation II.....
Q. Point où existait la lésion dans l'observation III....
} Copiés d'après les dessins originaux de M. Charcot.
N. Localisation de la lésion dans l'observation d'Hitzig.
R. Désignation du point altéré dans l'observation de Wernher.

NOTA. — Dans l'obs. I, l'obs. II et l'obs. d'Hitzig, les lésions étaient *à droite.*

Planche 1. — *Figure B.*

Face latérale du cerveau du chimpanzé, d'après Huxley. (*Eléments d'anatomie comparée des animaux vertébrés.* Trad. franç. Paris, 1873, p. 70.)
Les mêmes lettres désignent les mêmes circonvolutions que dans la figure A.
Les petites lettres indiquent la circonvolution des centres moteurs d'après Ferrier : (On the localisation etc. (Association médicale de Norwich), p. 766. British. médical. Il. 1874, t. II, et West riding Asylum, 1874, p. 50. Palleol. illustration of Brain function. — Proceedings of the Royal Society. nº 151, 1874.)
c e. Centre des mouvements du bras (préhension).
d. Biceps.
g. Muscles faciaux.
j. Langue.
l. Flexion des doigts (poing fermé).
f. Mouvements de la jambe.

Planche 2. — *Figure C.*

Représentation de l'étage supérieur du pédoncule cérébral et des couches optiques chez la nommée Thierret, atteinte d'hémianesthésie et d'hémichorée à la suite d'hémiplégie.
P. Glande pinéale.
T9 / T'9 } Tubercules quadrijumeaux.
M. Pédoncules cérébelieux moyens.
V. Quatrième ventricule.
O. Couche optique.
S. Noyau intraventriculaire du corps strié.
Q. Foyer ocreux intéressant la partie postérieure de la couche optique et la partie supérieure et postérieure du pied de la couronne rayonnante.

TABLE DES MATIÈRES

Introduction 3

CHAPITRE Ier. — α Idée générale du cerveau 12

Bibliographie des circonvolutions 137

β Notions sur les localisations fonctionnelles 17

§ I. — *Dans certaines portions de l'écorce.* 17

(A) Du centre de la faculté du langage. 17

Indications bibliographiques 147

(B) Des centres moteurs de la face et des membres 30

Indications bibliographiques : Expérimentation et faits cliniques. 139

(C) Des centres sensitifs et sensoriels. 56

Du faisceau sensitivo-sensoriel de la couronne 58

Pédoncule cérébral. Observations. 153

§ II. — *Dans le corps strié* 62

§ III. — *Dans la couche optique* 64

Observations 148

§ IV. — *Dans les tubercules quadrijumeaux* 71

Observation 151

CHAPITRE II. — α Sources du diagnostic du siége d'une lésion cérébrale 75

§ I. — *Signes physiques* 76

(A) Appareil oculaire 76

(B) Oreille 78

(C) Autres signes physiques 78

§ II. — *Signes fonctionnels* 79

(A) Hémiplégie du mouvement 79

(B) Hémiplégie de la sensibilité 87

(C) Convulsions : 1° Hémichorée 88

2° Convulsions épileptiformes 93

3° Contracture 94

(D) Aphasie........................ 95
(E) Signes fournis par les sens 1° nerf olfactif......... 96
2° Nerf optique.... 98
(F) Signes fournis par l'altération de l'intelligence................ 99
De l'association d'un ou de plusieurs des signes précédents... 100
§ III. — *Signes tirés de la nature de la lésion*..................... 100
(A) Notions sur la topographie du ramollissement et de l'hémorrhagie........................ 101
(B) Notions sur la topographie des tumeurs.................... 110
§ IV. — *Signes fournis par la fréquence relative des lésions*......... 113
β Du diagnostic des affections cérébrales localisées........................ 114
APPENDICE. — α Localisation dans les affections diffuses. 117
§ I. — *Méningite*.................... 117
§ II. — *Paralysie générale*............ 123
β Tentatives de localisation dans les affections sans lésion connue......... 126
§ I. — *Intoxications*................. 127
§ II. — *Névroses* (A) Epilepsie......... 127
(B) Hystérie.......... 132
(C) Chorée.......... 135
(D) Migraine......... 136
(E) Vésanies......... 136
Indications et documents bibliographiques............. 137
Anatomie, physiologie, clinique.................. 137
Indications historiques.................. 156
Explication des planches.................. 161

Paris. — Imp. Pillet fils aîné, rue des Grands-Augustins, 5.